Se soigner avec les huiles essentielles

Françoise Couic-Marinier,
pharmacienne et aromathérapeuthe

Se soigner avec les huiles essentielles

SOLAR SANTÉ

Sommaire

INTRODUCTION

Découvrir l'aromathérapie

Des petites huiles miraculeuses

Si vous avez ce livre entre les mains, c'est que l'aromathérapie vous intéresse et vous avez raison ! Les médecines naturelles et les cosmétiques redécouvrent aujourd'hui ces petits trésors odorants, alors que depuis l'Antiquité, les huiles essentielles étaient déjà connues et utilisées pour leur parfum, et surtout pour soigner de nombreuses pathologies courantes. Je vous emmène avec moi sur les chemins passionnants de l'aromathérapie. Vous allez apprendre à les connaître pour bien les utiliser et vous soigner efficacement au quotidien, en toute sécurité.

Un peu d'histoire

Les huiles essentielles étaient déjà connues dans l'Égypte antique. Au Moyen Âge, c'est le célèbre médecin Avicenne qui met au point l'alambic afin d'en extraire une huile essentielle pure (la rose). Les Croisés ramènent l'art de la distillation en Occident et l'aromathérapie y devient la première source de médicaments en officine. À la fin du XIXe et au début du XXe siècle, de nouvelles recherches mettent en évidence les propriétés antiseptiques des huiles essentielles. Mais dans les années 1930, l'arrivée massive de médicaments de synthèse (moins chers et parfaitement reproductibles) ralentit considérablement le développement de l'aromathérapie. Enfin, de nos jours, les huiles essentielles connaissent un renouveau important. Les huiles essentielles sont utilisées par toutes les voies possibles (orale, cutanée, olfactive...) et à des doses beaucoup plus thérapeutiques. À travers leur puissante activité pharmacologique et clinique, les huiles essentielles sont en effet l'égal d'un médicament allopathique.

Quelques définitions

Aromathérapie : terme venant du latin *aroma* (odeur agréable de certaines essences naturelles) et du grec *therapeia* (soin, cure), ce qui signifie : « se soigner par les odeurs »... mais l'aromathérapie française va beaucoup plus loin.

Plante aromatique : végétal (anis, basilic, ciboulette...) qui contient dans un de ses organes (feuille, fruit, fleur, graine, écorce...) des molécules odorantes.

Huile essentielle (ou HE) : résultat de la distillation à la vapeur d'eau de plantes ou d'arbres aromatiques pour en extraire l'essence. Une huile essentielle est un produit obtenu à partir d'une matière première végétale par entraînement à la vapeur, procédés mécaniques ou distillation à sec.

Huile végétale : résultat de l'extraction d'une huile brute ou raffinée, mais sans modification chimique, à partir de plantes oléagineuses par simple pression à froid (de préférence), par extraction ou procédés comparables.

Hydrolat aromatique : eau distillée, séparée de l'HE à la sortie de l'alambic. Elle est plus ou moins aromatisée selon les plantes (eau de fleur d'oranger, eau de rose, eau de mélisse). En magasin diététique ou en pharmacie, on trouve souvent à l'achat des eaux aromatisées qui n'ont malheureusement ni les vertus ni les indications des vraies eaux distillées.

Comment s'obtiennent les huiles essentielles ?

La distillation « à la vapeur d'eau » avec un alambic en Inox est la méthode la plus commune d'extraction des molécules aromatiques, c'est aussi la plus adaptée à un usage médical. Par cette méthode, les huiles essentielles obtenues sont pures et 100 % naturelles. Les HE issues des zestes d'agrumes sont la plupart du temps extraites en brisant mécaniquement les « poches » des zestes frais des agrumes pour en recueillir les essences.

Leurs principales propriétés physico-chimiques

Les huiles essentielles **ne se dissolvent pas dans l'eau**. Il faut donc utiliser un excipient pour leur mise en suspension dans un bain (par exemple un savon moussant) ou dans une tisane (par exemple du miel). En revanche, elles ont une affinité toute particulière avec les graisses de toute nature, ainsi qu'avec l'alcool de titre élevé et la plupart des solvants organiques.

Elles sont presque toutes **liquides à température ambiante**.

Ne soyez pas surpris en découvrant les couleurs des gouttes des huiles essentielles au sortir de leur flacon en verre teinté : elles varient du bleu marine au rouge brunâtre, en passant par le vert et le jaune pâle (couleur la plus courante).

Comment reconnaître une huile essentielle ?

Pour chaque huile essentielle, il faut seulement prendre en compte **la dénomination scientifique latine.** Une huile essentielle de plante portera toujours une double dénomination : **en français** et **en latin** ; cette dernière définie la famille botanique, son genre (*Citrus, Melaleuca, Mentha, Eucalyptus*...) et son espèce exacte (*alternifolia, piperita, radiata*...).

Il existe par exemple 150 espèces d'eucalyptus dans le monde. Grâce à leur dénomination exacte **en latin,** on évitera donc de confondre l'eucalyptus citronné (*E. citriodora*), mentholé (*E. dives*) ou globuleux (*E. globulus*), car ils n'ont pas du tout les mêmes compositions chimiques ni les même indications !

Le chémotype (ou chimiotype ou spécificité biochimique ou CT) a été mis en avant dans les années 1970 par le professeur Pierre Franchomme. Comme la vigne qui donne le vin, il existe des « terroirs » pour les aromatiques ! En effet, une plante élabore des HE de composition chimique différente (chémotype), dont les propriétés sont déterminées en fonction du cycle végétatif, du sol sur lequel elle pousse, du climat, de l'altitude, de la qualité de l'air...

Par exemple, le romarin officinal (*Rosmarinus officinalis* en latin), dont on distille l'ensemble de la plante feuillée, possède trois chémotypes aux propriétés thérapeutiques différentes.

À part une quinzaine d'HE faisant partie du monopole pharmaceutique pour des raisons de dangerosité, il n'y a aucune restriction de vente des HE. Aucune norme ne réglemente en France les mentions obligatoires sur les étiquettes : dénomination, espèce chimique, organe producteur... **C'est pourquoi il vous faut être prudent !** Consultez un pharmacien ou un aromathérapeute compétents, ou suivez attentivement les indications données dans cet ouvrage pour choisir l'huile qui vous convient le mieux.

L'aromathérapie en pratique

Comment choisir une HE de qualité ?

- Achetez vos huiles essentielles en pharmacie, la qualité y est contrôlée, vous serez sûr d'acheter une « vraie » huile essentielle. Vous avez même la possibilité de demander à votre pharmacien le bulletin de contrôle du produit où figurent toutes les informations le concernant (origine, composition des molécules, mode de culture, certifié bio ou non, etc.).
- Contrairement à une idée reçue, vos HE ne seront souvent pas plus chères en pharmacie. Mais si elles le sont, c'est qu'elles sont de qualité supérieure et constante (ce qui n'est pas toujours le cas dans les circuits non pharmaceutiques), avec une date de péremption.
- Les huiles essentielles sont fragiles, elles seront de préférence vendues et conservées dans un double étui en carton ou idéalement en métal.
- L'emballage doit comporter les mentions suivantes : le nom complet de l'HE en français et en latin, la précision de l'organe qui a produit l'HE (zeste, feuille, fleur, plante entière...), le chémotype (les noms des molécules chimiques doivent être précisés), la qualité (bio certifiée Ecocert en France, ou non).
- Inutile de comparer les prix des huiles essentielles dont l'origine et la qualité (bio ou non) sont différentes.

Faut-il les acheter bio ou pas ?

Avant tout soin, qu'il soit cosmétique ou thérapeutique, il est indispensable de bien choisir ses huiles essentielles en fonction de leur qualité. Pourquoi ? Prenons l'exemple des zestes d'agrumes qui ne sont pas distillés. Tous les pesticides pulvérisés au cours de la croissance de l'agrume sur l'arbre, puis après sa récolte, se retrouvent intacts dans l'huile essentielle. Pour les HE distillées, seuls les pesticides qui n'aiment pas l'eau s'y retrouvent, sachant que c'est le cas de la plupart des pesticides, comme le lindane (interdit en France), un composé très toxique parmi d'autres !

Les produits les plus fiables au niveau de la qualité sont donc issus de la **culture biologique** (mention « AB » qui ne concerne que la culture, pas la préparation). Qui plus est, seule une **qualité biologique certifiée** (Ecocert en France) garantit l'absence de pesticides dans les huiles essentielles que vous achetez.

Le label européen « Agriculture biologique », entré en vigueur le 1er janvier 2009, exige qu'un produit transformé « bio » soit composé de 95 % de produits d'origine biologique. Ce qui était déjà le cas du label « AB » français.

Les labels « HEBBD » (Huile Essentielle Botaniquement et Biochimiquement Définie) et « HECT » (Huile Essentielle Chémotypée) ne signifient pas que les HE sont issues de l'agriculture biologique, mais juste qu'elles sont correctement dénommées (ce qui est le cas pour toutes les marques vendues en pharmacie).

Est-ce que les huiles essentielles se conservent longtemps ?

Si elles sont entreposées correctement, les huiles essentielles distillées de bonne qualité peuvent être conservées au moins **5 ans,** voire plus, et les agrumes expressés au moins **3 ans**. Les HE ne rancissent pas, contrairement aux huiles végétales, mais elles peuvent s'oxyder et donc former des résidus résineux.

Idéalement, je vous conseille de conserver les huiles essentielles dans leur boîte d'origine à l'abri de la lumière et de l'humidité. Vissez bien le bouchon, car les HE étant très volatiles, elles risquent de s'évaporer rapidement.

Ne laissez JAMAIS les huiles essentielles à la portée des enfants. Elles ne sont pas inoffensives pour eux, bien au contraire !

3 questions à poser à votre pharmacien pour savoir s'il connaît les huiles essentielles

Niveau 1 : Sait-il qu'il y a plusieurs espèces pour un même arbre ?
« Avez-vous de l'HE d'**eucalyptus** ? »
Votre pharmacien ne vous pose aucune question en retour ? De toute évidence, il ne connaît pas l'aromathérapie. Il existe en effet plus de 150 espèces au monde d'eucalyptus, dont plus d'une dizaine est distillée. Leurs compositions chimiques sont très différentes ! Votre pharmacien doit impérativement vous demander **quelle espèce** d'**eucalyptus** vous souhaitez (***globulus*, radié, citronné**, etc.).

Niveau 2 : Sait-il que différentes parties d'un même végétal peuvent contenir une huile essentielle ?
« Avez-vous de l'HE de **bigarade** ? »
Si le vendeur vous vend un flacon d'**orange douce**, il a tout faux ! À moins qu'il ne vous demande si vous voulez une HE d'**orange amère** en zeste (rare), ou sous forme de **petit grain bigarade** (la feuille) ou encore de **néroli bigarade** (la fleur)... alors, c'est qu'il s'y connaît !

Niveau 3 : Sait-il qu'il y a plusieurs compositions pour une même plante ?
« Avez-vous de l'HE de **romarin** ? »
Le pharmacien ne vous interroge pas sur vos besoins ? Méfiance... En effet le romarin est une plante qui se distille entièrement, mais, suivant son lieu de croissance et les modifications agronomiques, il existe du **romarin camphré** (décontracturant musculaire), du **romarin à cinéole** (à visée respiratoire) ou à **verbénone** (un digestif et draineur du foie) !
La même question peut se poser avec le **thym** : il en existe différentes espèces, et une même espèce (le **thym vulgaire**) peut présenter 8 compositions chimiques différentes.

Peut-on prendre des huiles essentielles avec d'autres traitements ?

Pas toujours ! Certaines HE sont très douces et utilisables sans risques, d'autres non.
Vous trouverez toutes les contre-indications précisées pour chaque pathologie ou HE citées dans cet ouvrage.

Quelles sont les précautions d'emploi des huiles essentielles ?

- Les huiles essentielles sont en général contre-indiquées chez la femme enceinte et allaitante et chez le nourrisson, **sauf exceptions**.
- Des précautions particulières seront prises chez les épileptiques, les asthmatiques, les personnes ayant des antécédents de cancers hormonodépendants, d'hypo ou d'hyperthyroïdie, d'ulcère à l'estomac, d'allergie ou encore prenant des anticoagulants. Il faut alors vous adresser à un professionnel de santé avant toute utilisation.
- Plus que pour tout autre produit naturel, la notion de « dose » revêt une importance capitale avec les huiles essentielles. Vous n'aurez aucun problème si vous respectez bien les doses conseillées dans cet ouvrage.
- **N'utilisez pas n'importe comment** une HE que vous ne connaissez pas. Il faut respecter les voies d'administration indiquées pour une sécurité optimale.
- Abstenez-vous de tout auto-traitement pour des affections sérieuses, demandez conseil à un pharmacien formé en aromathérapie.
- Ne **laissez pas les flacons à portée des enfants**. En cas d'ingestion, contactez le centre antipoison le plus proche de votre domicile.
- En cas d'ingestion d'une HE pure, il faut absorber plusieurs cuillerées d'une huile végétale laxative et non miscible dans l'eau (huile de ricin, paraffine ou à défaut une huile végétale alimentaire) pour éviter toute entrée à travers le tube digestif.
- Évitez tout contact d'HE pure avec les muqueuses (yeux, bouche, nez, tympan des oreilles, vagin, anus), ainsi qu'avec toute zone irritée ou sensible. Si cela arrive malgré tout, enduisez la zone avec une huile végétale la plus grasse possible (citées ci-dessus) et contactez le centre antipoison le plus proche.
- En général, vous éviterez les massages à base d'huiles essentielles pures. Évitez surtout les HE de **cannelle, girofle, origan, sarriette, thym à thymol** ou **à carvacrol**, trop agressives pour la peau.

- Lavez-vous bien les mains après l'usage d'huiles essentielles, notamment en massage.
- **Attention aux personnes ayant un terrain allergique**. Procédez à un test simple de tolérance : déposez 2 gouttes d'HE dans le pli du coude, attendez 20 minutes et observez une réaction possible.
- **Attention au soleil** avec certaines huiles essentielles contenant des molécules photosensibilisantes (**bergamote, citron et autres agrumes**...). Elles peuvent provoquer une brûlure cutanée ou un brunissement irréversible de la peau.
- **Enfin, sachez que les huiles essentielles ne s'injectent JAMAIS** par voie intramusculaire ou intraveineuse !

Comment s'utilisent les HE ?

Elles peuvent se prendre oralement, mais elle ne se consomment pas pures sans avis médical ou pharmaceutique, afin d'éviter toute brûlure digestive ou sur la langue (surtout avec la présence des phénols). Elles ont souvent un goût très prononcé et parfois même un peu désagréable... L'idéal est de prendre les HE diluées dans une cuillère à café d'huile végétale alimentaire, de miel ou de sirop d'agave, sur un demi-sucre, un comprimé neutre ou une boulette de pain. On peut aussi déposer 1 goutte d'HE de **citron** ou d'**arbre à thé** sur du dentifrice. Vous pouvez également acheter des capsules d'HE en boutique ou pharmacie, qui seront correctement dosées et déjà associées à des huiles végétales.

Elles s'appliquent en massage sur la peau. L'épiderme agit comme un filtre et l'action des principes actifs des HE en est prolongée. Les zones de massage concernées sont généralement le plexus solaire, les tempes, la nuque, la plante des pieds (très appréciée des enfants et nourrissons), les poignets (zone très irriguée où la pénétration est extrêmement rapide) et la paume des mains.

Elles s'administrent en suppositoires par voie rectale. Mais restez prudent, les HE peuvent être irritantes pour la muqueuse. Il convient de bien respecter les posologies conseillées.

En inhalation, les HE représentent le meilleur moyen de contrer rapidement une affection ORL.

Dans un inhalateur, vous rajouterez 5 gouttes d'un mélange d'HE à de l'eau frémissante (90 °C). Lors de l'inhalation, qui dure 5 à 10 minutes, il est conseillé de fermer les yeux.
Il est possible aussi de mettre quelques gouttes sur un mouchoir ou un oreiller.
En revanche, il ne faut jamais introduire d'huile essentielle dans les yeux, car l'œil est un milieu aqueux et les huiles essentielles ne sont pas solubles dans l'eau !
En diffusion atmosphérique, certaines HE sont bien adaptées pour être diffusées dans l'atmosphère, de préférence grâce à un diffuseur.

- HE désinfectantes ORL : **sapins** et **pins, ravintsara, niaouli, eucalyptus radié, romarin à cinéole, marjolaine sylvestre** ou **à coquilles...**
- HE assainissantes en diffusion : **bois de rose, géranium, citron et autres agrumes, lemon grass, verveine exotique**.
- HE pour la détente : **lavande vraie, orange douce, mandarine, verveine exotique ou citronnée, géranium, ylang ylang, camomille noble**...

> **Attention !** Certaines huiles essentielles sont contre-indiquées en diffusion (HE à phénols), il vaut mieux les éviter pour cet emploi. Il s'agit de : **ajowan, basilic, coriandre, carotte, cyprès, cumin, hélichryse italienne, genévrier, gaulthérie, girofle, origan compact, sarriette des montagnes, thym à thymol** et **carvacrol**.

Dans un bain aromatique, les HE doivent être diluées dans un gel douche, ou un peu de shampooing, une base neutre achetée en pharmacie ou encore une tasse de lait liquide.

Les principales huiles végétales à utiliser en synergie

Les huiles végétales de base diluent remarquablement les HE et permettent leur diffusion à travers la peau. Avant d'utiliser une huile végétale, vérifiez l'absence d'allergies.

- **Pour une simple action de surface** (pas de pénétration jusqu'au sang), on utilisera des huiles à consistance grasse, le massage sera long et la peau restera grasse. Choisissez de préférence : l'huile d'onagre, de bourrache, de germe de blé.

Ou bien les macérats de millepertuis (attention, cette huile végétale est photosensibilisante), de calendula ou d'arnica. Ou encore l'huile d'olive, de rose musquée ou d'avocat.

- **Pour une action au niveau de l'épiderme « vivant »** et les pathologies comme le psoriasis, les allergies cutanées, l'eczéma, on utilisera l'huile d'argan, la rose musquée (remarquable antirides), la calophylle inophylle, l'amande douce, la bourrache, l'onagre, le jojoba.
- **Pour une action au niveau du derme** afin de soigner des urticaires, des prurits allergiques ou non, on utilisera la calophylle inophylle, le sésame, la noisette, le noyau d'abricot, le macadamia (considérée comme l'huile végétale la plus « sèche » car elle pénètre en quelques secondes à travers la peau sans laisser de film gras).
- **Pour une action au niveau de l'hypoderme et des muscles,** afin de soulager des congestions veineuses, de l'arthrose, des tendinites, on préférera l'huile de noisette, de sésame, de noyau d'abricot ou la calophylle inophylle.

Posologies et durée des traitements

La durée d'un traitement sera différente suivant la pathologie, sa gravité, son ancienneté et l'effet recherché. Si une HE n'a pas les effets escomptés **au bout de 5 jours**, arrêtez le traitement (ses effets diminuant avec le temps et pouvant même s'inverser à forte dose) et consultez votre pharmacien.

Voie orale : la prise sera limitée dans le temps (en général 3 semaines de traitement).

Pour les états infectieux, les « antibiotiques naturels » (cités ci-dessous) seront pris pendant 5 jours au maximum.

La voie orale est contre-indiquée chez les enfants avant l'âge de 6 ans. Je recommande de ne pas utiliser les huiles essentielles fortement antibactériennes (**origan compact, cannelle, girofle, thyms vulgaires à thymol** et **carvacrol, sarriette des montagnes**) avant l'âge de 12 ans, car elles sont irritantes pour les muqueuses digestives mais aussi pour le foie et les reins. Elles seront d'ailleurs toujours associées à de l'HE de **citron** (1 goutte de chaque).

Voie rectale : vous ferez préparer des suppositoires par votre pharmacien qui connaît les dosages appropriés. Une à trois prises conseillées par jour.

Bain aromatique : deux par semaine (soin profond minceur...) jusqu'à un par jour (en cas d'état infectieux, de stress ou pour la toilette quotidienne de bébé avec des huiles spéciales).

Vous mettrez dans le bain 15 à 20 gouttes maximum d'huiles essentielles associées à un excipient.

Pour les nourrissons, vous pouvez utiliser des eaux distillées (lavande, camomille, néroli bigarade...) tous les jours, sans aucun risque.

En inhalation : 5 gouttes d'une HE ou d'un mélange aromatique à raison d'un à trois soins par jour, pendant 4 jours, en cas de problème infectieux.

En diffusion « sèche » : pour éviter les irritations, laissez diffuser 15 minutes par heure ou seulement 5 minutes dans une chambre d'enfants (de 6 à 12 ans), et en dehors de la présence des plus petits.

Avec un humidificateur d'air compatible avec les HE : laissez diffuser pendant 30 minutes, voire plus, en évitant que l'eau dans le diffuseur ne se réchauffe.

Voie cutanée ou capillaire : pour une action ciblée curative sur le visage ou le corps : utilisez 1 goutte pour 20 gouttes d'HV. Vous pourrez exceptionnellement utiliser quelques HE pures en massage sans risque, à raison de 2 à 3 gouttes d'HE d'**agrumes**, de **bois de rose** ou encore de **lavande officinale**.

Votre pharmacie idéale : 15 huiles essentielles indispensables au quotidien

Arbre à thé (ou tea tree)	Puissant antiseptique et antimycosique. Utilisable sans risque, y compris chez l'enfant à partir de 3 ans, pour traiter toute affection virale, bactérienne, issue de champignons (mycoses) et de parasites, quel que soit l'endroit atteint.
Camomille romaine	Huile antiallergique et antidouleur (maux de ventre, de dents, etc.) pour toute la famille. Action calmante et apaisante contre les démangeaisons et les irritations cutanées. Son seul défaut : elle est assez chère.
Citron	Facile à utiliser, agit en prévention des troubles digestifs et des infections en nettoyant l'organisme. Très utile contre la fatigue et les troubles ORL. Excellent dans les soins de la peau et les traitements anticellulite (mais éviter l'exposition au soleil après application).
Eucalyptus citronné	Répulsif antimoustique de référence et autres insectes piqueurs. Soulage instantanément les démangeaisons et autres troubles cutanés. Remarquable anti-inflammatoire pour les sportifs.
Eucalyptus radié	Il peut être utilisé sans toxicité pur ou dilué. Désinfectant des voies respiratoires nasales, pulmonaires et de l'atmosphère. Le plus sûr d'emploi de tous les eucalyptus à visée respiratoire pour l'enfant à partir de 3 ans.
Gaulthérie couchée ou odorante	Antidouleur aux propriétés anti-inflammatoires cutanées très prisées des sportifs et des personnes âgées (décontractant musculaire, antirhumatismal).
Géranium rosat	HE des soins de la peau pour toute la famille. Adoucissante et régénérante, son action est antibactérienne et antimycosique, resserre les pores, stoppe les écoulements de sang… Aide à assimiler tout aliment sucré et coupe l'envie d'en consommer.
Hélichryse italienne	HE vraiment magique : fait disparaître tous les coups, bleus, bosses, couperoses, varicosités, cicatrices récentes ou anciennes, boursoufflées ou colorées… Atténue les sensations des extrémités froides dues à une mauvaise circulation sanguine (maladie de Raynaud).

Laurier noble	Très efficace pour stimuler les facultés mentales et redonner confiance en soi. Lutte contre tout virus, bactéries, champignons, quelle qu'en soit la localisation.
Lavande aspic	À ajouter d'urgence à la trousse familiale : soulage toute piqûre, morsure, brûlure ou infection cutanée. Atténue la sensation de fatigue. Débouche remarquablement bien le nez en inhalation.
Lavande vraie	Si vous ne deviez en retenir qu'une, la voici ! Soigne tous les maux du quotidien, sans aucune contre-indication : des cicatrices aux brûlures, de l'anxiété aux troubles du sommeil... Décontracte les muscles. Puissant antiallergique. Antipoux naturel.
Mandarine	Très relaxante, antistress et décontractante : voilà ses principales vertus ! Revitalise et régénère les peaux irritées.
Menthe poivrée	Excellent tonique général. Facilite la digestion. Soulage les nausées. Calme rapidement les maux de tête.
Niaouli	Médicament aromatique par excellence. Antiviral puissant, utile dans les affections cutanées. S'utilise chez l'enfant à partir de 3 ans pour traiter herpès, varicelle, zona, mononucléose infectieuse, mais aussi sinusite, toux...
Ravintsara	Son nom malgache signifie « la bonne feuille qui sert à tout » : les virus de tous types n'ont qu'à bien se tenir ! À utiliser en prévention ou lorsqu'on est malade (adultes et enfants à partir de 3 ans).

Recommandations et abréviations utilisées dans l'ouvrage

Précisions

Les formules ci-après ne sont données qu'à titre indicatif. Elles sont destinées aux adultes et enfants de plus de 15 ans, et sont contre-indiquées chez les femmes enceintes et allaitantes, sauf mention contraire.

Il faut savoir que tout type d'allergie est possible avec n'importe quelle huile essentielle et à n'importe quel dosage. Restez prudent et observez la plus grande vigilance avec les personnes allergiques et asthmatiques. Pour cela, vous effectuerez avant chaque utilisation un test : appliquez 1 à 2 gouttes d'huile essentielle au pli du coude et attendez 20 minutes une éventuelle réaction.
Attention, les producteurs d'huiles essentielles vendent des flacons de différentes contenances (2, 5, 10 ou 30 ml) avec des stilligouttes qui ne délivrent pas le même nombre de gouttes au millilitre : de 20 à 40 gouttes. Il convient donc de vous renseigner auprès de votre distributeur sur le nombre exact de gouttes délivrées au millilitre par leurs stilligouttes.

Abréviations utilisées

CT : chémotype
HE : huile essentielle (elles sont citées **en gras** dans le texte)
HV : huile végétale
HA : hydrolat aromatique
ml : millilitre
qsp : quantité suffisante pour
TM : teinture-mère
Var. : variété

Ce livre ne se substitue en aucun cas à un avis pharmaceutique et médical. Ce dernier permet de poser un diagnostic sur une pathologie donnée et d'en apprécier la gravité et/ou l'urgence. Aussi, l'auteur dégage toute responsabilité quant aux conséquences provenant d'un emploi abusif ou non de l'ensemble des informations contenues dans cet ouvrage. Les huiles essentielles ne se substituent pas à un traitement médicamenteux antérieur sans avis médical ou pharmaceutique compétent.

GLOSSAIRE

101 maux de A à Z soulagés par l'aromathérapie

1. Abcès cutané

Un abcès est une boule de pus qui apparaît suite à une réaction inflammatoire de l'organisme contre un processus infectieux, une substance étrangère dans le corps (écharde) ou l'inflammation des follicules pileux. Contrairement à d'autres infections, les antibiotiques ne suffisent généralement pas à le guérir.
Souvent douloureux, l'abcès forme une zone enflée et chaude au toucher. La peau qui l'entoure apparaît rose ou rouge. Il peut « pointer » et va en général continuer à empirer sans une incision et un bon drainage. Dans le cas où l'infection se propage, accompagnée de fièvre, nausées et vomissements, consultez impérativement un médecin.

Le concentré d'efficacité

La **lavande aspic** et l'**arbre à thé** sont des huiles essentielles très efficaces en application locale. Si l'abcès est assez étendu, ajoutez-y 3 gouttes d'huile végétale de millepertuis (attention, cette HV est photosensibilisante, évitez toute exposition solaire de la zone traitée dans les 3 heures après application) ou de calophylle inophylle, idéale grâce à son action anti-inflammatoire.

- HE de **lavande aspic** : 1 goutte
- HE d'**arbre à thé** : 1 goutte

Mes astuces bien-être

Les effets et la synergie des composants seront d'autant plus efficaces si ce mélange d'HE est associé à une noisette de pommade antibactérienne (disponible en pharmacie) ou à une application locale de teinture-mère de calendula : 25 gouttes dans 50 ml d'eau, à appliquer 3 fois par jour pendant 2 jours pour un effet apaisant.
Pour éviter toute infection, prenez parallèlement *Pyrogenium* 9 CH, 5 granules matin, midi et soir. Si la peau autour de l'abcès est chaude et très sensible au toucher, associez-y *Belladonna* 7 CH, 5 granules matin, midi et soir, tant que l'abcès est chaud et rouge.

2. Acné

L'acné cutanée résulte d'une inflammation des glandes sécrétant le sébum, à la racine des poils. Les causes sont diverses : génétiques, alimentaires, voire hormonales (exacerbation pendant les règles chez la jeune fille par exemple). Le tabagisme, le bronzage (qui épaissit la peau), certains polluants, le stress, la consommation de sucreries et de laitages sont des facteurs aggravants.

Le concentré d'efficacité

L'HE d'**arbre à thé** : 1 goutte pure appliquée sur chaque bouton après la toilette.

Mes astuces bien-être

Vite, un gommage aromatique ! Chaque soir, mélangez à une noisette de votre gel nettoyant antibactérien pour le visage 1 goutte d'**arbre à thé** + 1 goutte de **citron**. Faites bien mousser, puis rincez à grande eau et séchez en tamponnant délicatement la peau. Ce minigommage désincruste parfaitement les pores pour une peau nette et saine !
Si vous n'utilisez pas de gel moussant : nettoyez votre peau à l'aide d'un coton imbibé d'hydrolat de laurier noble dans le cas d'une acné très purulente, ou d'hydrolat de romarin à verbénone ou de lavande aspic sur une peau très épaisse, ou encore d'hydrolat aromatique de lavande officinale sur les peaux fines et des cicatrices.

La formule complète : en massage

Après le gommage, appliquez le mélange suivant matin et soir sur une peau mixte à imperfections, à raison de 4 gouttes à répartir sur la zone T du visage (front, nez, menton), 5 jours sur 7 en continu. Cette formule complète idéalement un soin nettoyant.

- HE de **lavande aspic** : 30 gouttes
- HE d'**arbre à thé** : 30 gouttes
- HE de **laurier noble** : 30 gouttes
- HE de **géranium rosat** : 30 gouttes
- HV de macadamia ou de jojoba : qsp 50 ml

3. Agitation (bébé, enfant et adulte)

L'agitation ou hyperactivité peut être observée à tout âge, elle est souvent associée à de l'irritabilité. Il convient alors de se détendre. Les formules données ici pourront être utilisées sans risque chez le nourrisson (à partir de 8 kg de poids) et chez la femme enceinte ou tout autre personne.

Le concentré d'efficacité

L'HE de **bergamote :** 1 goutte pure massée sur le poignet et respirée profondément, ou appliquée sur la plante des pieds d'un enfant agité, 1 à 4 fois par jour pendant 3 à 4 jours. Veillez à ne pas l'utiliser avant une exposition solaire. Si, au bout de 4 jours, cette formule n'a pas été suffisante, essayez la formule complète.

La formule complète : en massage ou dans le bain

Pour un massage sur les poignets et/ou la plante de pieds et/ou le plexus solaire, mélangez les huiles essentielles ci-dessous à

7 ml d'HV de noyau d'abricot dans un roll-on de 10 ml. Ce mélange peut être utilisé jusqu'à 4 fois par jour si nécessaire pendant 5 jours. Ou bien vous pouvez l'utiliser tous les soirs avant le coucher par exemple, en continu.

- HE de **lavande officinale** : 30 gouttes
- HE de **camomille romaine** : 30 gouttes
- HE d'**orange douce** : 30 gouttes

Pour le bain : diluez les mêmes HE dans un solubilisant et dispersez le tout dans une eau à 37 °C. Détendez-vous avec un peu de musique douce. Ce bain peut être pris 3 fois par semaine.

ET/OU à diffuser

Une potion magique aux effets relaxants pour toute la famille à diffuser sans modération à la maison aussi souvent que vous le souhaitez.

- HE d'**orange douce** : 30 gouttes
- HE de **petit grain bigarade** : 10 gouttes
- HE de **mandarine verte** : 10 gouttes

Mes astuces bien-être

Si les symptômes d'agitation persistent, je vous conseille de consulter un médecin homéopathe et de faire un bilan micro-nutritionnel. En effet, vous (ou votre enfant) êtes peut-être en manque de certaines molécules indispensables à la détente nerveuse.
Par ailleurs, des troubles digestifs ou ORL, un environnement bruyant, un travail épuisant, des horaires de sommeil irréguliers peuvent aussi être la cause d'une agitation constante.

4. Allergie cutanée

Les allergies surviennent après une exposition solaire ou une piqûre d'insecte, au contact d'un métal, un bijou, une lessive, ou encore après la consommation de certains produits alimentaires... Elles se caractérisent par de simples plaques, de l'urticaire, de l'eczéma, jusqu'à l'œdème de Quincke, dont les conséquences peuvent être graves. Les huiles essentielles permettent de diminuer rapidement la rougeur, le gonflement de la peau et les démangeaisons.

Le concentré d'efficacité

Déposez 1 goutte pure de **camomille romaine** sur de la mie de pain ou du miel, à avaler dès les premiers symptômes pour « soulager » de l'intérieur. Vous pouvez aussi appliquer une goutte pure en massage sur l'endroit atteint, 3 fois par jour jusqu'à disparition des symptômes. Si cette formule ne suffit pas à vous soulager dans la journée, appliquez la formule complète.

La formule complète : en massage

Massez l'endroit concerné toutes les 5 minutes avec ce mélange, puis espacez dès l'amélioration des symptômes. Ce soin complet peut être appliqué jusqu'à 5 fois par jour.

- HE de **lavande officinale** : 60 gouttes
- HE de **camomille romaine** : 60 gouttes
- HE de **menthe poivrée** : 15 gouttes
- HV de calophylle inophylle : qsp 10 ml

Attention : en raison de la **menthe poivrée**, la formule est contre-indiquée chez la femme allaitante, l'enfant de moins de 6 ans et la personne épileptique.

Le + homéo

Dans tous les cas d'allergie, je vous conseille en préventif comme en curatif les remèdes homéopathiques *Apis* 9 CH et *Histaminum* 9 CH : 5 granules de chaque 4 fois par jour, afin de diminuer l'inflammation et les œdèmes éventuels résultant, lors du phénomène allergique, de la libération d'histamine dans le corps.

5. Allergie respiratoire

Rhume des foins, rhinites, éternuements incessants, yeux et nez qui coulent, gorge qui gratte… voici quelques symptômes directs d'une allergie respiratoire. Non soignés, ils perturbent le sommeil et épuisent en un rien de temps. Les agents allergisants sont nombreux : polluants chimiques, acariens, poils d'animaux, pollens, etc.

Le concentré d'efficacité

L'HE d'**estragon** : 1 goutte pure à avaler dès les premiers symptômes sur un support (sucre, miel ou mie de pain) pour « soulager » de l'intérieur. Vous pouvez aussi en déposer une goutte pure sur un mouchoir, à respirer 3 fois par jour maximum pendant la durée de l'allergie. Si la période est longue, utilisez cette HE 5 jours sur 7. Si vous n'observez aucune amélioration au bout de 2 jours, passez à la formule complète.

ET/OU la formule complète : en massage

Avec cette formule complète anti-inflammatoire et antiallergique, massez les ailes du nez, les sinus et le thorax 2 à 4 fois par jour pendant toute la durée des symptômes (2 à 5 jours).

- HE de **lavande officinale** : 60 gouttes
- HE d'**estragon** : 60 gouttes (à éviter chez le petit enfant avant 3 ans)
- HE de **camomille romaine** : 30 gouttes
- HV de calophylle inophylle : qsp 50 ml

En diffusion

Assainissez l'air ambiant 15 minutes par heure, pendant toute la période où vous êtes sujet aux allergies, à l'aide de ce mélange d'huiles essentielles anti-allergie que vous préparerez à l'avance.

- HE de **citron** : 90 gouttes
- HE de **lavande officinale** : 60 gouttes
- HE de **lemon grass** : 30 gouttes
- HE de **géranium rosat** : 30 gouttes

Le + homéo

Dans tous les cas d'allergie, en préventif comme en curatif, pensez aux remèdes homéopathiques suivants : *Apis* 9 CH et *Histaminum* 9 CH, 5 granules de chaque, 4 fois par jour tant que les symptômes persistent.
Pour le rhume des foins : *Allium cepa* 7 CH + *Sabadilla* 7 CH + *Euphrasia* 5 CH, 5 granules de chaque, 4 fois par jour, jusqu'à disparition des symptômes.

6. Angine, amygdalite

Infection bénigne, une angine peut se compliquer sans traitement. Environ 70 % des angines sont d'origine virale. Si c'est le cas, vous avez mal à la gorge depuis quelques jours avec un enrouement et/ou une toux associée, mais sans fièvre. Si à l'inverse, vous avez brutalement mal à la gorge et de la fièvre, vous avez peut-être une angine bactérienne.

Le concentré d'efficacité

L'HE de **thym à thujanol** (difficile à trouver !) ou à défaut d'**arbre à thé** : 1 goutte pure à avaler dès les premiers symptômes sur un support pour voie orale afin de vous soulager rapidement. À prendre toutes les 30 minutes. Renouveler la prise jusqu'à 6 fois le premier jour. Si cette huile essentielle ne vous suffit pas, utilisez la formule complète.

ET/OU la formule complète : en massage ou à avaler

Massez la gorge ou avalez 3 gouttes du mélange suivant mélangées à du miel. Ce soin peut être appliqué ou avalé jusqu'à 5 fois par jour (à prendre après les repas car l'HE de **girofle** est anesthésiante), jusqu'à l'amélioration des symptômes, au maximum 5 jours.

- HE de **thym à thujanol** : 30 gouttes
- HE de **laurier noble** : 30 gouttes

- HE de **girofle** : 15 gouttes
- HE de **menthe poivrée** : 15 gouttes
- HV de noyau d'abricot : qsp 10 ml

Mes astuces bien-être

L'angine se transmet surtout par contacts oraux et projection de la salive. Utilisez des mouchoirs en papier, lavez-vous les mains fréquemment et mettez la main devant la bouche lorsque vous toussez.
Si vous avez de l'aspirine à la maison, n'hésitez pas à faire un gargarisme avec le contenu d'un sachet ou un comprimé d'aspirine dilué dans l'eau, avant un soin aromatique.
Sinon, vous pouvez acheter en pharmacie le mélange homéopathique *Phytolacca calendula* en teinture-mère et procéder à un bain de bouche avec 30 gouttes diluées dans de l'eau.

7. Aphtes

Vous avez parfois de petites plaies douloureuses dans la bouche qui surviennent à cause d'une acidité fréquente, ou après avoir mangé des noix ou des fruits non lavés... Dans tous les cas, l'aromathérapie est sans doute le moyen le plus efficace pour vous aider à les soigner.

Le concentré d'efficacité

L'HE d'**arbre à thé** : 1 goutte pure à masser sur l'aphte avec un doigt propre ou un Coton-Tige, ou encore mélangée à un bain de bouche, jusqu'à 4 fois par jour si nécessaire. L'application ne pique pas et peut être conseillée même chez une femme enceinte ou un enfant de plus de 6 ans (le goût est un peu spécial). Si, au bout d'une journée, cette HE ne suffit pas, utilisez la formule complète.

La formule complète : en massage

Pour les aphtes rebelles, appliquez dessus 2 gouttes du mélange toutes les heures (jusqu'à 5 fois par jour), puis espacez dès l'amélioration des symptômes (maximum 3 jours).

- HE d'**arbre à thé** : 30 gouttes
- HE de **laurier noble** : 30 gouttes
- HE de **girofle** : 15 gouttes
- HV d'olive ou de tournesol : qsp 10 ml

> ***Mes astuces bien-être***
>
> Faites des bains de bouche après chaque repas avec 30 ml d'eau ou de solution buccale accompagnée d'une cuillère à café de bicarbonate de soude.
>
> En parallèle, prenez 5 granules toutes les heures du remède homéopathique *Borax* 5 CH jusqu'à l'amélioration des symptômes.

8. Arthrite et crise de goutte

Ne confondez pas arthrite et arthrose ! L'arthrite est une inflammation d'une ou plusieurs articulations qui se manifeste par des douleurs au niveau des tendons et de l'articulation, particulièrement la nuit, au début de l'effort ou au repos, accompagnées d'un gonflement, d'une forte courbature, voire d'une mobilité réduite. La crise de goutte, quant à elle, provient d'une cristallisation d'acide urique dans une articulation (souvent le gros pouce du pied) : l'articulation est rouge et gonflée, la douleur est lancinante.

Le concentré d'efficacité

L'HE de **gaulthérie odorante** (ou **couchée**) : 2 gouttes pures ou diluées dans un peu d'HV de calophylle inophylle (ou une noisette de pommade anti-inflammatoire), en massage doux sur l'articulation douloureuse, 3 à 4 fois par jour jusqu'à nette amélioration. Cette huile essentielle est contre-indiquée en cas d'hémophilie ou de prise d'anticoagulants oraux. Si au bout de 2 jours l'amélioration n'est pas suffisante, utilisez la formule complète.

La formule complète : en massage

Avec cet excellent remède antidouleur, massez un long moment l'endroit atteint (à renouveler jusqu'à 5 fois par jour), puis appliquez une compresse froide ou chaude sur l'articulation.

- HE de **gaulthérie odorante** : 90 gouttes
- HE d'**eucalyptus citronné** : 90 gouttes
- HE d'**hélichryse italienne** : 60 gouttes
- HE de **citron** : 60 gouttes
- HE de **menthe poivrée** : 30 gouttes
- HV de calophylle inophylle : qsp 50 ml

Attention, la formule est contre-indiquée en cas d'hémophilie ou de prise d'anticoagulants oraux (présence de **gaulthérie odorante**).

Mes astuces bien-être

Pratiquez une activité physique douce et régulière, drainez régulièrement vos organes, notamment à chaque changement de saison, avec des mélanges « détox » aromatiques ou à base de plantes que votre pharmacien saura vous conseiller.

Des traitements à base de plantes (cassis feuilles, reine-des-prés, Urarthone®...) seront aussi très efficaces en complément.

9. Arthrose

Ne confondez pas arthrite et arthrose ! Dans l'arthrose, les cartilages qui protègent la surface des os dans les articulations perdent de leur souplesse avec l'âge et le manque d'exercice. Ils amortissent moins et peuvent se fissurer. Du coup, les articulations sont moins bien lubrifiées, les ligaments deviennent fibreux. Vous devenez moins souple et ressentez des raideurs surtout lorsque les articulations sont « froides ».

Le concentré d'efficacité

L'HE de **gaulthérie odorante** (ou **couchée**) : 2 gouttes pures ou diluées dans un peu d'HV de calophylle inophylle (ou une noisette de pommade anti-inflammatoire), en massage doux sur l'articulation douloureuse, 3 à 4 fois par jour jusqu'à nette amélioration. Cette huile essentielle est contre-indiquée en cas d'hémophilie ou de prise d'anticoagulants oraux. Si au bout de 2 jours l'amélioration n'est pas suffisante, utilisez la formule complète.

La formule complète : en massage

- HE de **gaulthérie odorante** : 90 gouttes
- HE de **genévrier** : 60 gouttes
- HE d'**eucalyptus citronné** : 60 gouttes
- HE de **romarin camphré** : 30 gouttes
- HV de calophylle inophylle : qsp 50 ml

Excellent remède antidouleur, massez un long moment l'endroit atteint avec cette application, renouvelez jusqu'à 5 fois par jour, puis appliquez une compresse (froide ou chaude) sur l'articulation.

Attention, la formule est contre-indiquée en cas d'hémophilie ou de prise d'anticoagulants oraux (présence de **gaulthérie odorante**).

Mes astuces bien-être

Faites de l'exercice quotidiennement (marche, natation, gym douce), sans forcer et sans soulever de charges trop lourdes.
Évitez les stations debout prolongées.
Ne courez pas sur les sols durs (routes par exemple).
Surveillez votre poids, une surcharge pondérale aggrave l'arthrose.
Prenez des médicaments à base de plante (harpagophytum, reine-des-prés, saule, cassis en macérat glycériné...).
Ou encore le remède homéopathique *Rhus toxicodendron* 9 CH : 5 granules 3 fois par jour (si les douleurs sont améliorées par le mouvement).

10. Asthme

L'asthme est une maladie respiratoire de cause inconnue, qui peut être mortelle. Souvent liée à des allergies de toutes sortes, elle est de plus en plus fréquente et perturbante pour la santé des grands et des petits. Restez très attentifs aux signes de gravité qui nécessitent une orientation médicale : diminution de la vigilance de la personne, difficultés à parler, hypertension artérielle et souffle devenu très court.

Le concentré d'efficacité

L'HE de **camomille romaine** : 1 goutte pure sur un support (comprimé neutre ou miel...) à prendre en urgence, toutes les 15 minutes lors d'une crise (au maximum 4 fois). À compléter par une application de 2 gouttes pures sur le plexus solaire, en massant dans le sens inverse des aiguilles d'une montre. Pour une efficacité renforcée, les jours suivants ou lors d'une prochaine crise, utilisez la formule complète.

La formule complète : en massage

Voici un véritable baume apaisant pour vos bronchioles irritées ! Appliquez-en 5 gouttes en massage sur le plexus solaire, le thorax et le haut des épaules en massant dans le sens inverse des aiguilles d'une montre.

- HE de **camomille romaine** : 60 gouttes
- HE d'**estragon** : 30 gouttes (si l'asthme est d'origine allergique)
- HE de **mandarine verte** : 30 gouttes
- HE de **lavande officinale** : 30 gouttes
- HV de calophylle inophylle : qsp 10 ml
- Beurre de karité : 30 g

Mes astuces bien-être

Détendez-vous et, en règle générale, évitez les émotions fortes, la chaleur, la pollution atmosphérique, le tabagisme passif, les allergènes divers.

Drainez régulièrement votre organisme et pratiquez une activité sportive douce.
Gardez toujours votre traitement anticrise à portée de main.

11. Ballonnements

Les ballonnements intestinaux (ou météorismes) sont dus à une accumulation de gaz qui provoquent borborygmes, gargouillis et même des douleurs s'ils ne peuvent pas être éliminés rapidement.

Le concentré d'efficacité

L'HE de **laurier noble** : 1 goutte pure sur une boulette de pain ou bien 2 gouttes diluées dans un peu d'huile en massage sur le ventre dans le sens inverse des aiguilles d'une montre. Si cela ne suffit pas, essayez la formule complète.

La formule complète : à avaler

Prenez ce mélange avec une cuillère à café d'huile d'olive, au moment des troubles. Cette formule digestive va permettre d'éliminer très efficacement les gaz qui ballonnent l'estomac.

- HE de **cardamome** : 1 goutte
- HE de **menthe poivrée** : 1 goutte
- HE de **basilic exotique** : 1 goutte

Mes astuces bien-être

Ne mangez pas trop vite et prenez le temps de mastiquer.
Évitez les chewing-gums, les boissons gazeuses et le grignotage entre les repas.
Une alimentation riche en fibres (noix, céréales à grains entiers, fruits non pelés, lentilles, haricots secs, légumes crus, choux, maïs et oignons) peut favoriser les fermentations intestinales, les ballonnements et la diarrhée. Lorsque vous cuisez certains de ces aliments, ajoutez 2 pincées de bicarbonate de sodium, 2 à 3 feuilles de laurier ou 1 goutte d'HE de **laurier noble** à l'eau de cuisson. Les plantes aromatiques comme le thym, le serpolet, le romarin ou la sarriette sont d'excellents « antifermentaires » à utiliser dans tous vos plats.

12. Bleu, coup et bosse

Un choc cutané peut entraîner la lésion de petits vaisseaux sanguins situés juste sous la surface de la peau, provoquant ainsi un gonflement (bosse) et l'apparition d'une auréole rosée puis bleue à l'endroit du coup. Plus on agira vite, plus le problème sera réglé rapidement. Les HE anti-bleu que je vous recommande peuvent être utilisées pour toute la famille. L'HE d'**hélichryse italienne** a un pouvoir d'action exceptionnel sur les hématomes. Vérifiez bien l'origine de cette huile essentielle : la plus efficace (mais aussi la plus chère) vient de Corse. Elle pourra être utilisée si nécessaire chez la femme enceinte à partie du 3e mois de grossesse et chez le nourrisson dès qu'il commence à marcher.

Le concentré d'efficacité

L'HE d'**hélichryse italienne** : 1 à 2 gouttes pures sur le bleu, à appliquer régulièrement (au moins 3 fois par jour) ou diluée dans une huile végétale ou une crème. Elle peut même être appliquée sur une plaie ouverte. S'il s'agit de la paupière, tamponnez les gouttes diluées à l'aide d'un Coton-Tige.

Le + homéo

Pensez à mettre du froid sur le coup (quelques glaçons dans un gant de toilette).
Pour aider à résorber le bleu le plus vite possible, donnez en synergie avec l'HE une dose d'*Arnica* 9 CH, puis 5 granules d'*Arnica* 9 CH toutes les heures jusqu'à nette amélioration.
S'il s'agit d'un œil au beurre noir, ajoutez le plus vite possible à l'arnica une dose de *Ledum palustre* 5 CH, puis 5 granules de *Ledum palustre* 5 CH toutes les heures jusqu'à nette amélioration.

13. Bouffées de chaleur

Vous avez des pics de transpiration à n'importe quel moment de la journée ou de la nuit qui vous réveillent et vous mettent mal à l'aise ? Vous arrivez à la période de la (pré)ménopause ? Les huiles essentielles peuvent vous aider à surmonter ces symptômes si désagréables, qui passeront avec le temps quoi qu'il arrive.

Le concentré d'efficacité

L'HE de **sauge sclarée** : 1 à 2 gouttes sur un support pour voie orale le matin et le soir, 5 jours sur 7 au maximum pour une utilisation régulière. Cette huile essentielle dite « œstrogène-like » est contre-indiquée en cas de cancer hormonodépendant familial ou personnel. Si cette HE ne suffit pas à calmer les bouffées de chaleur, essayez la formule complète.

La formule complète : à avaler

Ingérez 2 gouttes de ce mélange sur un support pour voie orale, matin et midi OU matin et soir, suivant l'heure de survenue des bouffées. À renouveler 5 jours sur 7 pour une utilisation régulière. Les effets « œstrogènes-like » de cette formule vont vous permettre de ne plus ressentir de bouffées de chaleur, le temps que les symptômes de la ménopause disparaissent.

- HE de **sauge sclarée** : 30 gouttes
- HE de **menthe poivrée** : 30 gouttes
- HE de **cyprès** : 30 gouttes

La formule complète : en massage

Avec cette formule sans effet hormonal, vos sensations de chaleur soudaine vont diminuer : massez le bas de votre dos (au niveau des glandes corticosurrénales) pendant 3 semaines, puis arrêtez 1 semaine. À renouveler si nécessaire pendant quelques mois.

- HE d'**hélichryse italienne** : 90 gouttes
- HE de **citron** : 90 gouttes
- HE de **palmarosa** : 30 gouttes
- HV de calophylle inophylle : qsp 50 ml

Mes astuces bien-être

Même si ces bouffées de chaleur sont difficiles à supporter, restez positive. Surveillez votre alimentation et votre poids. Relaxez-vous et faites des exercices respiratoires pour tenter de limiter les « montées de température ».

Portez des vêtements en fibres naturelles plutôt que synthétiques, rafraîchissez-vous avec des bombes d'eau thermale et des boissons fraîches.

Restez sexuellement active si possible : les molécules sécrétées en faisant l'amour vous aideront aussi à limiter les bouffées de chaleur et vous redonneront le moral !

14. Boulimie, envie de sucre

Vous avez des envies irrépressibles de manger, notamment du sucre et des aliments caloriques ? L'impact sur votre santé et votre ligne peut parfois être désastreux. Les huiles essentielles ne soigneront pas forcément les troubles psychologiques associés, mais elles vous aideront à ne pas craquer !

Le concentré d'efficacité

L'HE de **géranium rosat** : 2 gouttes sur un support (un cachet neutre vendu en pharmacie ou de la mie de pain) à prendre lors des envies de sucre. Cette HE régule aussi remarquablement une glycémie un peu élevée à raison d'une prise orale 1 fois par jour, 5 jours sur 7 (en prise régulière).

La formule complète : à avaler

Essayez cette formule antifringale aux vertus détoxifiantes : déposez 2 gouttes sur un support à ingérer matin et soir ou au moment des troubles.

Ou bien appliquez 2 gouttes sur les poignets et respirez profondément, à renouveler 15 jours par mois. Attention, pas d'utilisation en continu sans pause thérapeutique d'au moins 15 jours !

- HE de **menthe poivrée** : 60 gouttes

- HE de **citron** : 60 gouttes
- HE de **romarin à verbénone** : 30 gouttes
- HE de **thym à linalol** : 30 gouttes

À inhaler

Ce stick coupe-faim vous aidera à freiner vos envies irrépressibles de grignotage. Imbibez le coton d'un inhaleur (disponible en pharmacie) et respirez-le dès qu'une envie de manger vous tenaille. Jusqu'à 5 fois par jour.
Pour des envies spécifiques de sucre, ajouter 5 gouttes d'HE de **géranium rosat** à la formule.

- HE de **cannelle de Ceylan écorce** : 5 gouttes
- HE de **girofle** : 5 gouttes
- HE de **petit grain bigarade** : 5 gouttes
- HE de **mandarine verte** : 5 gouttes

Attention, ne pas utiliser chez l'enfant ou la femme enceinte.

> ***Mes astuces bien-être***
>
> Détendez-vous, ne culpabilisez pas et appréciez votre corps et ce que vous êtes !
> Des compléments micronutritionnels à base de molécules régulant l'humeur et les pulsions, comme le Tryptophane ou la Sérotonine® en pharmacie) peuvent aussi vous aider à réguler vos envies de sucré.
> N'hésitez pas à consulter un médecin nutritionniste qui saura vous rassurer et vous conseiller.

15. Bourdonnements d'oreille

Si vous entendez un bourdonnement ou un sifflement continu dans votre crâne ou votre oreille, d'un seul côté ou des deux, c'est que vous souffrez sûrement d'acouphènes, comme 17 % des Français.

Le concentré d'efficacité

L'HE d'**hélichryse italienne** : déposez 1 à 2 gouttes pures derrière l'oreille et massez. À renouveler 2 à 3 fois par jour jusqu'à nette amélioration. Si vous n'observez aucune amélioration dans les 5 jours suivant le début du traitement, arrêtez-le.

La formule complète : en massage

Appliquez 1 à 2 gouttes du mélange suivant derrière l'oreille en massage, 2 à 3 fois par jour jusqu'à nette amélioration. Dans le cas contraire, arrêtez le traitement.

- HE d'**hélichryse italienne** : 10 gouttes
- HE de **cyprès** : 10 gouttes
- HE de **lentisque pistachier** : 10 gouttes

Attention, pas d'utilisation prolongée chez les personnes ayant des antécédents personnels ou familiaux de cancer œstrogénodépendant ou de mastose mammaire (à cause de la présence de **cyprès**).

Mes astuces bien-être

Il n'existe pas vraiment de traitement à ce problème. Les médecins spécialistes conseillent de pratiquer la sophrologie pour apprendre à « vivre avec ». Plus on prête attention aux sons et plus on essaie de lutter contre eux, plus ils deviennent gênants. Il faut alors éviter le silence (par exemple avec une musique de fond relaxante), et surtout ne pas s'isoler.

16. Bronchite aiguë à toux grasse

Il faut évacuer les poumons du mucus qui vous gêne. Les huiles essentielles sont très efficaces pour cela !

Le concentré d'efficacité

L'HE d'**eucalyptus globulus** : 1 goutte dans une cuillère à soupe (15 ml) de sirop expectorant (de type Carbocystéine® par exemple) ou sur un support pour voie orale, 3 fois par jour après chaque repas. Si cette HE seule ne suffit pas à vous soulager, utilisez en parallèle la formule complète.

La formule complète : en massage

Massez le thorax, le haut du dos et la plante des pieds avec ce mélange 4 fois par jour jusqu'à la diminution des symptômes.

- HE de **ravintsara** : 15 gouttes
- HE de **myrte vert** (ou **myrte à cinéole**) : 15 gouttes
- HE d'**inule odorante** : 5 gouttes
- HE d'**eucalyptus radié** : 10 gouttes
- HV de calophylle inophylle : qsp 10 ml

Mes astuces bien-être

Procurez-vous des suppositoires à bases de molécules aromatiques puissantes (en pharmacie) qui vont bien dégager les poumons.
Je vous conseille également de prendre 1 sachet de N-acétylcystéine (vendu sous différents noms commerciaux en pharmacie) le matin, à midi et vers 16 heures. Ce sont des expectorants et des régénérants hépatiques puissants. Un foie plus « fort » vous permettra de mieux lutter contre toutes les infections, comme ici une bronchite.

17. Brûlures

Qu'il s'agisse d'une simple rougeur occasionnée par un frottement, d'une ampoule ou d'une véritable brûlure de la peau, il faut agir vite sans s'affoler.

Le concentré d'efficacité

L'HE de **lavande officinale** : appliquez quelques gouttes sur de petites surfaces brûlées et/ou cloquées, toutes les 15 minutes tant que l'inflammation est vive, 5 à 6 fois par jour si nécessaire. Utilisez ensuite la formule complète.
Bon à savoir : la **lavande vraie** pure appliquée sur la peau d'un adulte ou d'un enfant ne pique pas plus que de l'eau !

La formule complète : en massage

Massez la brûlure toutes les 15 minutes, puis 3 à 6 fois par jour, pendant 2 à 3 jours.

- HE de **lavande officinale** : 120 gouttes
- HE de **géranium rosat** : 60 gouttes
- HE de **lemon grass** : 60 gouttes
- HV de millepertuis : qsp 50 ml

Attention, l'huile végétale de millepertuis est photosensibilisante, pas d'exposition solaire de la zone massée dans les 3 heures au moins après l'application. Vous pouvez sinon utiliser de l'HV de calophylle inophylle anti-inflammatoire.

À avaler

Si la chaleur de la brûlure irradie tout le corps, en complément des massages, prenez 1 goutte de **camomille noble** + 1 goutte de **menthe poivrée** sur un support pour voie orale. À renouveler si nécessaire jusqu'à 3 fois le premier jour.
Attention : ne pas utiliser de menthe poivrée chez l'épileptique, l'asthmatique, les enfants de moins de 6 ans, les femmes enceintes et allaitantes.

Précautions à prendre

Retirez les vêtements qui ne collent pas à la peau.
Appliquez des compresses humides froides (mais non glacées) sur la brûlure pendant 15 à 30 minutes et buvez abondamment.
Ne déposez AUCUN corps gras (beurre, margarine…) sur la zone brûlée dans un premier temps ! (Sachez d'ailleurs que, contrairement à une idée reçue, les huiles essentielles ne sont pas grasses)

18. Brûlures d'estomac

Vous ressentez une sensation de brûlure au niveau de l'estomac ou de l'œsophage, vous souffrez peut-être de gastrite. Si la douleur perdure plus d'une semaine ou est très intense et non occasionnelle, une consultation médicale est indispensable afin d'en déterminer la cause.

Le concentré d'efficacité

L'HE de **camomille romaine** : 2 gouttes sur un support pour voie orale à prendre avant les deux principaux repas ou au moment des troubles.

La formule complète à avaler

Ingérez le mélange avec une cuillère à café d'huile d'olive, avant les deux principaux repas. À renouveler au maximum pendant 3 semaines.

- HE de **camomille noble** : 1 goutte
- HE de **menthe poivrée** : 1 goutte
- HE de **basilic exotique** : 1 goutte

Lors d'une gastrite aiguë, vous pouvez appliquer 1 goutte de chaque HE en massage sur le plexus solaire, après le repas (durant une semaine maximum).

Mes astuces bien-être

Mangez lentement à heures fixes, mastiquez bien (plus on mâche, moins l'estomac fabrique d'acides) et dînez léger au moins 2 heures avant le coucher.
Évitez les vêtements trop serrés au niveau du ventre.
Apprenez à gérer votre stress.

19. Cellulite et peau d'orange

C'est un fait, les femmes possèdent plus de cellules adipeuses que les hommes. Les graisses se stockent sous le contrôle étroit des hormones, en particulier au moment de la puberté, lors d'une grossesse ou à la ménopause. La cellulite résulte d'un engorgement de ces cellules graisseuses. Avec le temps, elle se densifie et la pression qu'elle exerce sur la circulation comme sur les terminaisons nerveuses rend les zones douloureuses. Les problèmes circulatoires vont empêcher un bon drainage des toxines et de l'eau dans les tissus et favoriser l'aspect « peau d'orange ».

Les 3 stades d'installation de la cellulite

– Naissante : la cellulite n'est visible qu'en pinçant la peau. Elle est facile à éliminer grâce à des massages réguliers et en modifiant de mauvaises habitudes alimentaires.
– Installée : la cellulite apparaît sans pincement en position debout. Celle-ci nécessite des soins plus longs et réguliers.
– Fibreuse : la cellulite est visible quelle que soit la position. La déloger demande des soins plus importants et spécifiques.

Mes astuces anticellulite

Rien n'est simple car, en pratique, chaque femme a une cellulite qui combine différents facteurs, mais dans tous les cas :

- Modifiez vos habitudes alimentaires : mangez plus équilibré, moins gras et moins sucré.
- Bougez pour favoriser le métabolisme des graisses et déstocker.
- Massez-vous ou faites-vous masser pour faciliter le drainage.
- Prenez des traitements par voie orale (veinotoniques notamment) pour stimuler la circulation et le retour veineux afin de favoriser l'élimination de l'eau, des toxines et des graisses.
- Nourrissez et entretenez votre peau pour lui rendre son aspect lisse et élastique en la massant tous les soirs avec un soins aromatique anticellulite (voir les formules ci-après).

Quelle cellulite avez-vous et comment la perdre ?

Répondez d'abord à ce petit questionnaire :

1. Quel est votre âge ?

a) Moins de 35 ans

b) Entre 35 et 50 ans

c) Plus de 50 ans

2. Vous souffrez de...

a) Gonflement des jambes

b) Surpoids

c) Plaques de cellulites indélogeables malgré tous vos efforts et un poids normal

3. Vous avez de la cellulite depuis...

a) Moins d'un an

b) Un à dix ans

c) Plus de dix ans

4. Votre poids...

a) Peut varier de plusieurs kilos d'une semaine à l'autre

b) Augmente régulièrement depuis l'adolescence

c) N'a jamais été un problème, car il est toujours resté stable

5. La peau de vos cuisses est...

a) Molle, flasque

b) Pleine de creux et de bosses inesthétiques comme une peau d'orange

c) Dure à l'endroit de la cellulite, douloureuse au toucher, avec la peau un peu boursoufflée

Si vous avez une majorité de a) : vous avez une cellulite aqueuse (d'infiltration)

Souple, elle est due à des problèmes circulatoires souvent associés à la sédentarité. Elle concerne un tiers des problèmes de cellulite. Les symptômes les plus fréquents sont : rétention d'eau, sensibilité aux bleus sur les jambes, marbrures sur la peau, varicosités, sensation de « jambes lourdes » ou fourmillements dans les jambes.

Votre formule aromatique

- HE de **cèdre de l'Atlas** : 60 gouttes
- HE de **genévrier de Virginie** : 30 gouttes
- HE de **cyprès toujours vert** : 60 gouttes
- HV de calophylle inophylle : qsp 50 ml

Attention : la formule est contre-indiquée chez les personnes ayant des antécédents personnels ou familiaux de cancers hormonodépendants.

Avec ce mélange, massez vos membres inférieurs : commencez par le pied et remontez lentement vers le cœur, par pressions douces mais fermes. À faire 2 fois par jour, idéalement le matin et à midi pour que le drainage et les toxiques puissent être éliminés (la filtration rénale est moins efficace après 18 heures). En cas de gonflement cutané, ajoutez 30 gouttes d'HE de **lentisque pistachier** au mélange.

Mes astuces contre la rétention d'eau

- Ne buvez pas une eau trop minéralisée car elle retient les sels minéraux et fait gonfler les tissus déjà chargés en cellulite. Il vaut mieux boire beaucoup d'eau le matin juste après le lever (de l'eau de source peu minéralisée) pour drainer les reins sans les surcharger.
- Privilégiez une alimentation riche en fibres.
- Ne portez pas de vêtements trop serrés.
- Faites régulièrement de l'exercice pour tonifier votre organisme.
- Pratiquez aussi des drainages lymphatiques au pouvoir très détoxifiant (en veillant bien à partir de l'extrémité des membres pour remonter vers le cœur).

Si vous avez une majorité de b) : vous avez une cellulite adipeuse

Elle est molle et non douloureuse et se situe particulièrement sur les hanches et la culotte de cheval. Elle est due à un excès de graisses alimentaires et à un manque d'activité. Elle est souvent associée à un problème de surpoids.

Votre formule aromatique

Recette pour une cure de 15 jours (concentration à 15 %) :

- HE de **bois de cèdre** : 60 gouttes
- HE de **citron zeste** : 60 gouttes

- HE de **lemongrass** : 30 gouttes
- HE de **cyprès toujours vert** : 30 gouttes
- HV de noyau d'abricot : qsp 50 ml

Attention : l'HE de **citron** est photosensibilisante. Pas d'exposition solaire des zones traitées dans les 3 heures après l'application.

Effectuez un massage de façon circulaire ou en « palper-rouler » (en pinçant et en faisant rouler la peau sous les doigts), et toujours de bas en haut pour drainer vers le cœur.

Si vous avez une majorité de c) : vous avez une cellulite fibreuse

Elle est dure au toucher et douloureuse au pincement, avec un aspect prononcé « peau d'orange » et une teinte parfois violacée. Profonde et compacte, généralement ancienne, elle est due au durcissement des fibres de collagène qui entourent les cellules graisseuses. Elle est peut être difficile à déloger. Armez-vous d'un peu de patience et appliquez la formule magique !

Votre formule aromatique

- HE d'**hélichryse italienne** : 150 gouttes
- HE de **cyprès toujours** vert : 60 gouttes
- HE de **citron** : 60 gouttes
- HE de **lentisque pistachier** : 30 gouttes
- HV d'argan : qsp 50 ml

20. Choc émotionnel

Un choc émotionnel peut être dû à la perte d'un être cher, un accident ou une violence physique, une situation où l'on s'est senti humilié, etc. Il peut aussi se produire lors d'un événement positif, mais intense et perturbant (mariage, naissance…).

Le concentré d'efficacité

L'HE de **camomille romaine** : respirez très profondément quelques gouttes pures que vous aurez appliquées dans la paume de vos mains ou sur la face interne des poignets. À renouveler plusieurs fois dans la journée si nécessaire.

La formule complète : en massage

Masser le mélange sur le plexus solaire (dans le sens inverse des aiguilles d'une montre), le creux de la main et les poignets. Respirez très profondément aussi souvent que nécessaire tant que vous n'avez pas « recouvré vos esprits ». C'est une formule aromatique douce et réconfortante pour les personnes anxieuses, émotives ou affligées. Vous ajouterez les HE de **rose** et de **néroli** en cas de perte d'un être aimé.

- HE de **nard de l'Himalaya** : 1 goutte
- HE de **camomille romaine** : 1 goutte
- HE de **marjolaine à coquilles** : 1 goutte
- HE de **rose de Damas** : 1 goutte
- HE de **néroli bigarade** : 1 goutte

Le + homéo

Lors d'une crise d'angoisse, d'un cas de stress aigu, de palpitations cardiaques, d'agitation physique et mentale, prenez *Aconitum napellus* 9 CH : 1 dose le plus tôt possible, puis 5 granules 3 à 5 fois par jour.

21. Cheveux (chute de)

Nous perdons normalement jusqu'à 100 cheveux par jour, mais si vous les perdez en paquet, cela devient pathologique. Quelques huiles essentielles vont remédier à ce problème !

La formule complète : en massage

Véritable masque revigorant, appliquez le mélange en massage sur le cuir chevelu et laissez reposer 15 minutes (entourez les cheveux d'un film plastique), puis procédez au shampooing.

- HE de **gingembre** : 90 gouttes
- HE de **cyprès** : 60 gouttes
- HE d'**ylang ylang** : 30 gouttes
- HV de ricin : 10 ml
- HV de macadamia : 10 ml
- Argile verte : 1 c. à s. (si cuir chevelu gras)

Le shampooing spécial « repousse et volume »

Un shampooing doux mais efficace. Vous pouvez l'utiliser jusqu'à 3 fois par semaine. Agitez énergiquement la bouteille de shampooing pour bien mélanger les HE. Laissez-le agir quelques minutes après application (1 à 2 applications par lavage) avant de rincer.

- HE d'**ylang ylang** : 20 gouttes
- HE de **citron** : 20 gouttes
- HE de **gingembre** : 20 gouttes
- Base de shampooing extra-doux (pour adulte) : qsp 100 ml

Mes astuces bien-être

Laissez votre chevelure sécher à l'air libre, évitez le sèche-cheveux. Sous une forte chaleur, l'eau contenue dans la fibre capillaire se met à bouillir, créant de petites bulles sur la tige du cheveu qui le rendent très cassant.
Brossez vos cheveux chaque jour en douceur avec une brosse en poils de sanglier ou un peigne en bois (qui produisent moins d'électricité statique, les cheveux sont alors moins cassants et fatigués).
Protégez vos cheveux du soleil.
Adoptez la « zen attitude » car un excès de stress peut entraîner une chute de cheveux.

22. Cholestérol

Le cholestérol est indispensable pour le bon fonctionnement de notre organisme, il sert à la fabrication de nombreuses hormones. Néanmoins, lorsque le taux devient trop élevé et que le corps en stocke trop, les risques ne sont pas anodins.

Le concentré d'efficacité

L'HE de **romarin à verbénone** : 1 goutte matin et soir sur un support pour voie orale en cure de 15 jours par mois. En complément, si vous avez beaucoup de cholestérol, utilisez la formule complète.

La formule complète : à avaler

À chaque changement de saison (donc en cure 4 fois par an), prenez 2 gouttes du mélange suivant 2 fois par jour sur un support, 5 jours sur 7, pendant 3 semaines.

- HE de **citron** : 60 gouttes
- HE de **romarin à verbénone** : 30 gouttes
- HE d'**hélichryse italienne** : 30 gouttes
- HE de **laurier noble** : 30 gouttes

Ces formules ne sont que des adjuvants d'un traitement médicamenteux en cours. Elles ne doivent en aucun cas le remplacer.

Mes astuces bien-être

Avant 9 heures du matin, privilégiez un petit déjeuner copieux et assez riche en graisses (beurre, œuf à la coque, un peu de charcuterie), puis évitez les graisses saturées le reste de la journée.
Préférez des cuissons à la vapeur, à l'eau, au four, à la broche ou en papillote.
Consommez beaucoup d'acides gras oméga 3 : huiles de colza, soja, noix, noisette, poissons gras sauvages.
Mangez du poisson au moins 3 fois par semaine, ou de la volaille sans la peau, de la viande blanche, ou encore du jambon maigre.

23. Cicatrice

Suite à une blessure ou une opération, vous avez une marque disgracieuse sur la peau. S'il y a un domaine ou certaines huiles essentielles sont absolument remarquables, c'est justement celui-ci !

Le concentré d'efficacité

L'HE d'**hélichryse italienne** : 1 à 2 gouttes pures sur la cicatrice encore ouverte ou déjà fermée à appliquer pure ou diluée dans une huile végétale ou une crème, au moins 2 fois par jour pendant 2 jours. Cette HE sera d'autant plus efficace si la cicatrice est adhérente et « chéloïde » (ferme, luisante, fibreuse, boursoufflée, rose violacée ou brun foncé pour les peaux noires) et peu ancienne. Au bout de 2 jours, utilisez la formule complète.

La formule complète : en massage

Avec quelques gouttes de cette merveilleuse « gomme à cicatrice », vous masserez la peau 3 à 6 fois par jour, pendant 3 jours.

- HE de **lavande aspic** : 120 gouttes
- HE de **géranium rosat** : 60 gouttes
- HE de **gaulthérie odorante** : 60 gouttes
- HE d'**hélichryse italienne** : 60 gouttes
- HE de **ciste ladanifère** : 30 gouttes
- HV de millepertuis : qsp 50 ml

Attention, la **lavande aspic** est contre-indiquée chez la femme enceinte ou allaitante, l'épileptique, l'enfant de moins de 6 ans. L'huile végétale de millepertuis est aussi photosensibilisante : pas d'exposition solaire de la zone massée dans les 3 heures au moins après l'application. À la place, vous pouvez utiliser de l'HV de calophylle inophylle qui est anti-inflammatoire.

Mes astuces bien-être

S'il reste des traces de la cicatrice après le traitement aromatique, il existe des soins à base de silicone très efficaces (en gel ou en plaque) qui favorisent une disparition quasi complète des zones lésées. Ces soins, disponibles en pharmacie, sont relativement onéreux mais ils valent la peine d'être essayés !

24. Concentration, vigilance, confiance en soi

Nous souffrons tous, plus ou moins, de dispersion : l'agitation urbaine, la tension nerveuse, le matraquage informatif et publicitaire, tout cela fait que l'on éprouve de plus en plus de difficultés à nous concentrer. Parallèlement, avoir confiance en soi n'est pas donné à tout le monde ! Les HE peuvent nous recentrer et nous aider à reprendre confiance en nous et en nos capacités !

Le concentré d'efficacité : pour la concentration et la vigilance

L'HE de **menthe poivrée**, 1 à 2 gouttes pures à masser sur la face interne des poignets et à respirer très profondément (à éviter chez les femmes enceintes allaitantes, les enfants de moins de 6 ans et les épileptiques).

Le concentré d'efficacité : pour la confiance en soi

L'HE de **laurier noble** : 1 à 2 gouttes pures à appliquer sur la face interne des poignets et à respirer très profondément pour acquérir confiance en vous en toute circonstance !

La formule complète : à inhaler

Déposez la formule suivante sur le coton d'un inhaleur (disponible en pharmacie), ou 3 gouttes du même mélange sur vos poignets et respirez très profondément aussi souvent que nécessaire avant une échéance importante (examen, présentation devant un public, recrutement...).

- HE de **laurier noble** : 8 gouttes
- HE d'**encens** : 8 gouttes
- HE de **sapin de Sibérie** : 8 gouttes
- HE de **menthe poivrée** : 8 gouttes

Mes astuces bien-être

Pour la confiance en soi, adoptez la méthode du célèbre docteur Coué ! Petits extraits :
« Tous les jours, à tous points de vue, je vais de mieux en mieux. »
« Plus je fais du bien aux autres, plus je m'en fais à moi-même. »
« Avec de la confiance en soi, on peut arriver à tout. »
Se concentrer, ça s'apprend ! Décidez-le : programmez vos activités de la journée en fonction de vos souhaits. Faites un rituel lorsque vous voulez passer une bonne nuit : mettez de la musique douce, diffusez des huiles essentielles... Préparez de même votre voyage en voiture, votre séance de travail ou votre examen. Le cerveau intègre et respecte tous les ordres qu'il reçoit clairement.

25. Conjonctivite

Vous avez l'impression d'avoir du sable dans les yeux, une fatigue constante, des douleurs ? Votre œil est irrité, rouge et peut présenter des écoulements ? Vous souffrez sans doute d'une inflammation de la conjonctive (membrane muqueuse qui tapisse une partie des paupières et du blanc de l'œil).

Le concentré d'efficacité

Faites des bains oculaires avec cette lotion calmante sans HE. Versez-en quelques gouttes dans le coin interne de l'œil ou en imbibant des compresses stériles, 2 à 3 fois par jour, pendant 5 jours.
Hydrolat aromatique de camomille romaine : 15 ml
Hydrolat aromatique de bleuet : 15 ml

Attention ! Ne mettez jamais d'huile essentielle sur le pourtour de l'œil ou dans l'œil !
Si cela arrive accidentellement, rincez immédiatement avec une huile végétale la plus grasse possible et contactez le centre antipoison le plus proche.
La seule HE que l'on peut exceptionnellement utiliser diluée autour et sur la paupière fermée est l'HE d'**hélichryse italienne** en cas « d'œil au beurre noir ».

> ***Précautions à prendre***
>
> Lavez-vous les mains avant chaque lavage oculaire.
> Évitez de vous frotter les yeux avec les doigts et de vous maquiller pendant la durée du traitement.
> Protégez bien vos yeux de la lumière avec des lunettes de soleil adaptées.
> Les lentilles de contact cornéennes doivent être retirées avant l'instillation du lavage en flacon et il est nécessaire d'attendre au moins 15 minutes avant de les remettre.

26. Constipation chronique

Attention, beaucoup de personnes se croient constipées alors qu'elles ne le sont pas. À partir du moment où vous allez à la selle lorsque vous en ressentez le besoin, même si ce n'est que deux fois par semaine, a priori ce n'est pas un problème.

Le concentré d'efficacité : en massage

Appliquez cette formule aromatique relaxante en massage sur le ventre en appuyant légèrement dans le sens des aiguilles d'une montre, 2 fois par jour pendant 1 semaine.

- HE de **petit grain bigarade** : 1 goutte
- HE de **gingembre** : 1 goutte
- HE de **basilic exotique** ou **estragon** : 1 goutte
- HV de macadamia ou de noyau d'abricot : 2 gouttes

Si cette formule en massage ne suffit pas, complétez-la par la formule suivante.

La formule complète : à avaler

Avec une cuillère à café d'huile d'olive, prenez cette potion laxative avant les deux principaux repas, au maximum 5 jours sur 7, pendant 15 jours.

- HE d'**estragon** : 2 gouttes
- HE de **citron** : 2 gouttes
- HE de **romarin à verbénone** : 2 gouttes

Mes astuces bien-être

Mangez des aliments riches en fibres : pain, riz ou pâtes complets, haricots secs, lentilles, soja, petits pois, artichauts, amandes, pruneaux, figues... Les fibres doivent être introduites très progressivement dans l'alimentation de tous les jours. Une consommation excessive de fibres insolubles (comme le son de blé) engendre des ballonnements et empêche l'absorption de certaines vitamines.
Prenez vos repas à des horaires réguliers.
Buvez suffisamment d'eau entre les repas (minimum 1,5 litre par jour).
Maintenez une activité physique régulière.

27. Constipation occasionnelle

Vous êtes sujet à une constipation occasionnelle lors d'un voyage ou sous des températures plus élevées... pas d'inquiétude, les huiles essentielles vont vite vous soulager !

Le concentré d'efficacité

L'HE de **gingembre** : 2 gouttes diluées dans un peu d'huile ou de lait pour le corps et appliquées en massage sur le ventre dans le sens des aiguilles d'une montre, en appuyant un peu.
On peut aussi avaler cette HE, à raison d'une goutte dans un fond de cuillère d'huile végétale alimentaire avant les repas. Si cela ne suffit pas, associez-y la formule complète.

ET/OU la formule complète : en massage

Utilisez cette formule laxative express mélangée à une cuillère à café d'huile d'olive ou déposée sur une boulette de pain, au moment des troubles. Grâce à cette formule, le transit intestinal va être stimulé, la bile activée et les troubles digestifs associés réduits, ce qui vous aidera à aller à la selle normalement.

- HE de **cannelle de Ceylan écorce** : 1 goutte
- HE de **menthe poivrée** : 1 goutte
- HE de **basilic exotique** : 1 goutte

Mes astuces bien-être

Évitez d'avoir recours à des laxatifs dit « stimulants » vendus sous forme de tisanes ou de comprimés, car ils sont très irritants pour la muqueuse du colon (particulièrement ceux à base de séné, bourdaine, cascara, rhubarbe, tamarin, Bisacodyl...).

Des mesures diététiques simples suffisent souvent : buvez suffisamment d'eau riche en magnésium (minimum 1,5 litre par jour). Augmentez la ration de fibres dans votre alimentation.

En cas de lenteur abdominale et de selles expulsées avec effort quelle que soit leur consistance, pensez au remède homéopathique *Alumina* 5 CH : 5 granules à avaler, 2 fois par jour. Lors d'une constipation liée au voyage : *Platina* 5 CH, 5 granules, 2 fois par jour.

28. Couperose

La couperose est un problème circulatoire chronique et visible, particulièrement sur les joues ou les ailes du nez. Les femmes sont plus sujettes à ce problème car leur peau est plus fine, plus claire, plus fragile aussi. Mais ce n'est pas une fatalité !

Le concentré d'efficacité

L'HE d'**hélichryse italienne** (de Corse) : 1 goutte pure ou diluée dans un peu de crème de nuit à appliquer tous les soirs sur les zones atteintes. Quand les marques s'estompent ou ont disparu, vous pouvez continuer à appliquer cette HE au moins 2 fois par semaine. Si vous voulez accélérer la disparition de la couperose, utilisez aussi la formule complète.

La formule complète : en massage

Cette crème est sans doute la plus efficace à l'heure actuelle pour se débarrasser de la couperose ! Appliquez-la le soir après un nettoyage doux (avec de l'hydrolat de camomille ou de rose) à l'aide d'un coton sur une peau sèche et propre. Le mélange d'huiles essentielles peut aussi être utilisé seul. Associez 2 gouttes du mélange dans votre crème de nuit habituelle.

- HE d'**hélichryse italienne** : 10 gouttes
- HE de **ciste ladanifère** : 10 gouttes
- HE de **géranium** : 10 gouttes
- HE de **camomille romaine** : 5 gouttes
- HV de calophylle inophylle : 5 ml
- Cérat de galien : qsp 20 g

Mes astuces bien-être

Les HE vont permettre une amélioration, voire même une disparition complète, de cette affection dermatologique. En attendant qu'elles fassent leurs effets, il existe en pharmacie des crèmes « correcteur de teint » de couleur verte qui permettent d'estomper ces petits vaisseaux disgracieux.

Je vous conseille de bien protéger votre peau du soleil avec des soins solaires adaptés à votre type de peau, ainsi que du froid et du vent l'hiver en appliquant toute l'année une crème hydratante contenant un filtre UV.

29. Coup de soleil

Le coup de soleil est le plus connu et le plus immédiat des effets dus à l'excès du rayonnement ultraviolet du soleil sur la peau. C'est une inflammation cutanée, c'est-à-dire une brûlure, le plus souvent suivie d'une desquamation.

Le concentré d'efficacité

L'HE de **lavande officinale** : appliquez quelques gouttes sur de petites surfaces brûlées et/ou cloquées, toutes les 15 minutes tant que l'inflammation est vive, 5 à 6 fois par jour si nécessaire jusqu'à apaisement. Appliquez ensuite la formule complète.
Bon à savoir : la **lavande vraie** appliquée sur la peau ne pique pas !

> ***Précaution à prendre***
>
> N'oubliez pas qu'un coup de soleil peut survenir même sans exposition directe : le rayonnement solaire est réfléchi par l'eau, mais aussi par le sable, et un ciel nuageux laisse passer les UVB. Lorsque vous ressentez la sensation de brûlure, il est déjà trop tard et il faut alors renoncer au soleil pendant quelques jours.

La formule complète : en massage

Avec ce gel après soleil, massez l'endroit atteint toutes les 15 minutes, que la peau soit cloquée ou non, puis 3 à 6 fois par jour pendant 2 à 3 jours. Mettez le gel ainsi fabriqué au réfrigérateur pour un effet plus rafraîchissant lors du massage.

- HE de **lavande officinale** : 60 gouttes
- HE de **camomille romaine** : 30 gouttes
- HE de **menthe poivrée** : 10 gouttes
- Gel d'aloe vera ou baume après soleil : qsp 100 ml

30. Courbatures

Vous êtes sportif et vous sollicitez beaucoup vos fibres musculaires ? Ou, au contraire, vous avez fait du sport après des mois d'inactivité et quelques heures plus tard vos muscles vous font horriblement mal ? Voici quelques solutions.

Le concentré d'efficacité

L'HE de **genévrier** : pour un bain relaxant, solubilisez 5 gouttes dans un peu de gel moussant ou de lait que vous

mélangerez ensuite à l'eau du bain. Ajoutez 2 comprimés d'aspirine à l'ensemble et plongez-vous dans une eau à 38 °C pendant 15 minutes. Puis, en sortant du bain, massez-vous avec la formule complète.
Attention, cette HE est contre-indiquée en cas de maladie rénale.

La formule complète : en massage

Après le bain, massez les endroits atteints 3 à 4 fois par jour, pendant 2 à 3 jours. Cette synergie aromatique va décontracter les muscles et drainer l'acide lactique fabriqué lors de l'effort ou de l'infection.

- HE de **gaulthérie odorante** : 90 gouttes
- HE de **genévrier** : 30 gouttes
- HE de **romarin camphré** : 30 gouttes
- HV de calophylle inophylle : qsp 50 ml

Mes astuces bien-être

La douleur va être intense entre 24 à 48 heures après l'effort. Mais sachez que l'acide lactique est volatile, c'est-à-dire qu'il s'élimine par la respiration. Le meilleur moyen de faire « passer » vos courbatures est de vous forcer à refaire du sport pour activer la respiration !
La chaleur diminue la douleur (bain, douche), tout comme les assouplissements. Les massages aromatiques atténueront également la douleur.

Le + homéo

En prévention de la fatigue musculaire, prenez 1 dose d'*Arnica* 9 CH et 1 dose de *Sarcolacticum acidum* 3 DH et 1 dose de *Zincum oxydatum* 3 DH. Ces remèdes agiront en limitant les courbatures et permettront de prolonger l'effort en s'opposant à l'accumulation d'acide lactique musculaire.
Lors de l'effort ou après : prenez 5 granules de chaque 3 fois par jour (ou 10 granules diluées dans l'eau de boisson) + 1 comprimé de Sporténine® (en pharmacie) toutes les heures.

31. Crampes musculaires

Une crampe musculaire est une contracture involontaire et douloureuse d'un muscle ou d'un ensemble de muscles. Elle survient au repos, souvent pendant le sommeil ou après une contraction musculaire. Elle peut durer quelques minutes et cède parfois en étirant le muscle, mais pas toujours.

Le concentré d'efficacité

L'HE de **gaulthérie odorante** ou **couchée** : massez vigoureusement l'endroit atteint avec 3 gouttes pures pendant plusieurs secondes. Attention, cette HE est contre-indiquée en cas de prise d'anticoagulants oraux. Elle sera alors remplacée par l'HE d'**eucalyptus citronné**.

La formule complète : en massage

Pour décrisper le muscle, massez localement la zone crispée. À renouveler toutes les 15 minutes jusqu'à disparition du symptôme.

- HE de **gaulthérie odorante** : 60 gouttes
- HE de **romarin camphré** : 30 gouttes
- HE de **basilic tropical** : 30 gouttes
- HE de **mandarine verte** : 30 gouttes
- HV d'arnica : qsp 10 ml

Attention, cette formule est contre-indiquée en cas de prise d'anticoagulants oraux (présence de **gaulthérie**).

Mes astuces bien-être

Le meilleur moyen d'éliminer vos courbatures est de vous forcer à refaire du sport pour activer la respiration.
La chaleur (bain, douche) et les massages aromatiques diminueront également la douleur, ainsi que les étirements.

32. Crevasses

Une crevasse est une fissure à la surface de la peau due à la déshydratation et au froid. Elle peut se situer sur les pieds ou les mains, mais aussi à la commissure des lèvres.

Le concentré d'efficacité

L'HE de **ciste ladanifère** : 1 goutte diluée dans 2 gouttes d'HV de millepertuis à appliquer sur les crevasses, où qu'elles soient.

La formule complète : en massage

Pour les commissures des lèvres

Voici une pommade cicatrisante et hémostatique (qui arrête le sang), idéale en cas de gerçures aux coins des lèvres. Appliquez ce mélange 4 à 5 fois par jour.

- HE de **ciste ladanifère** : 1 goutte
- HE de **lavande aspic** : 3 gouttes
- Pommade (de type Homéoplasmine®) : 5 g

Pour les crevasses de la peau (mains, pieds)

Faites préparer par votre pharmacien la solution filmogène suivante à appliquer sur les zones irritées 1 à 2 fois par jour. Votre crevasse sera isolée, protégée de toute agression extérieure et les HE pourront agir plus longtemps.

- HE de **lavande aspic** : 30 gouttes
- HE de **ciste ladanifère** : 10 gouttes
- HE de **carotte cultivée** : 10 gouttes
- HV d'onagre ou de bourrache : 8 ml
- Collodion officinal : qsp 15 ml

Attention, le collodion officinal pique un peu ! Cette formule peut être réalisée sans le collodion, elle sera utilisée de la même façon. Vous pouvez aussi remplacer l'huile végétale par une crème très hydratante ou du beurre de karité.

Mes astuces bien-être

En prévention, prenez des acides gras oméga 3 et 6. Un manque de vitamine D (vérifiable par une simple prise de sang) peut causer l'apparition de crevasses cutanées. Consommez 1 cuillère à café par jour d'huiles de poissons (thon, flétan, foie de morue), ou bien du saumon, des œufs (le jaune), du foie...
Sachez aussi que les crevasses peuvent survenir suite à une carence en fer.

33. Cystite

Vous ressentez une douleur brûlante et intenable en urinant ? Vous souffrez probablement d'une cystite.

Le concentré d'efficacité

L'HE de **sarriette des montagnes** : 1 goutte associée à 1 goutte d'HE de **citron** sur un support pour voie orale à prendre matin, midi et soir, pendant 5 jours. En complément, utilisez la formule complète, notamment si les symptômes vous gênent depuis plusieurs jours.

ET/OU la formule complète : en massage

Avec cette solution décongestionnante et antiseptique, massez-vous le bas du ventre et le bas du dos 3 fois par jour, pendant 3 à 5 jours.

- HE d'**arbre à thé** : 1 goutte
- HE de **palmarosa** : 1 goutte
- HE d'**ylang ylang** : 1 goutte
- HV de calophylle inophylle : 3 gouttes

> ***Mes astuces bien-être***
>
> Pour votre toilette intime, utilisez une solution d'hygiène à pH acide (inférieur à 7) contenant si possible un antiseptique.
> Afin d'acidifier votre urine, consommez de la vitamine C, à raison de 2 g chaque matin pendant 3 jours.
> Buvez 1,5 à 2 litres d'eau par jour.

34. Dartre cutanée

Une dartre est une petite plaque de peau qui pèle et qui apparaît souvent sur les bras ou le visage. Elle peut être due à un champignon, un microbe ou une agression extérieure. Si le problème persiste au-delà de quelques jours de traitement aromatique, n'hésitez pas à consulter : il ne faudrait pas passer à côté d'une maladie infectieuse bactérienne et contagieuse qui se soigne différemment.

Le concentré d'efficacité

L'HE de **géranium rosat** : 1 goutte diluée dans 1 goutte d'HV de rose musquée ou d'argan, en massage doux sur l'endroit atteint, matin et soir, pendant 5 jours. Si vous n'observez aucune amélioration après 2 jours, utilisez la formule complète.

La formule complète : en massage

Sur une peau bien nettoyée et séchée, appliquez 2 gouttes de cette huile « antidartres rebelles » directement sur la partie atteinte, matin et soir. À renouveler pendant 4 jours.

- HE d'**arbre à thé** : 30 gouttes
- HE de **géranium rosat** : 60 gouttes
- HE de **lavande aspic** : 30 gouttes
- HV de jojoba : qsp 50 ml

Mes astuces bien-être

Procédez à une toilette très douce, en tamponnant la peau avec un coton imprégné d'hydrolat de rose, de fleur d'oranger ou de camomille.

35. Détox

Notre organisme s'encrasse, il accumule des déchets et toxines qui, à la longue, génèrent fatigue, déprime, manque de résistance aux infections… mais aussi peau, teint et cheveux ternes. Se faire du bien, purifier son organisme en lui offrant une pause bien méritée, booster ses défenses immunitaires en « nettoyant son corps » et retrouver la forme : voilà un programme détox complet à pratiquer à chaque début de saison ! Drainer vos toxines va vous permettre d'éviter les maladies, de limiter l'apparition en hiver de crises de psoriasis ou d'eczéma, et de vous maintenir en forme toute l'année.

Quand faire une cure ?

Choisissez bien votre moment : idéalement une cure détox se fera pendant les vacances, après les fêtes ou simplement lorsque vous pouvez changer vos habitudes et vous accorder davantage de bien-être.

Comment détoxifier l'organisme ?

Par l'alimentation

– Mangez davantage de légumes, notamment de choux (sauf si vous prenez des anticoagulants sanguins), de radis (rouges, noirs, raiforts…), de céleris (branche, boule, livèche…). Enrichissez vos plats d'oignons, d'ail, d'échalotes et d'épices.
  Tous ces « alicaments » sont considérés par les nutritionnistes comme des aliments bénéfiques pour la santé, notamment parce qu'ils nettoient l'organisme de ses toxines.

- Buvez beaucoup et de préférence des eaux peu minéralisées (eau de source et non gazeuses), car les minéraux contribuent à maintenir la rétention d'eau au niveau des tissus adipeux.
- Buvez du thé vert (ou Tuocha) et des tisanes drainantes. L'absorption de thé vert tous les matins (diurétique, stimulant, « brûleur de graisses », antioxydant) est le meilleur allié des cure détox.
- Complétez par un jus de citron tiède (20 secondes au micro-ondes) à consommer tous les matins pendant 10 jours. Il faut qu'il soit tiède, car c'est plus efficace pour le foie (pas de « choc thermique » au niveau hépatique), et aussi parce qu'il perd ainsi son acidité.

Par un mode de vie plus sain

- Stop au stress ! En effet, il est prouvé que le stress et le manque de sommeil augmentent la sécrétion de cortisol, hormone liée entre autres à la prise de poids, notamment au niveau de l'abdomen, mais aussi à la compulsion aux fringales sucrées !
- Apprenez à prendre la vie du bon côté, à changer de rythme et à dormir. Repos et sieste obligatoires, ainsi que promenades tranquilles et activité physique douce pratiquée régulièrement, de préférence en plein air pour bénéficier des bienfaits de la lumière du jour.

Une cure consiste à réduire ou idéalement à supprimer :

- Les sucres et les graisses animales (ou « trans »).
- Le tabac : un fumeur absorbe divers poisons (plomb, arsenic, cyanure) et inhale quotidiennement du monoxyde de carbone qui prive l'organisme de son oxygène.
- L'alcool : à court terme, il perturbe la digestion et surcharge le foie. À long terme, il provoque des dégâts irréversibles sur l'ensemble de nos cellules.
- Le café : il augmente le rythme cardiaque et fait monter la tension artérielle. L'organisme fonctionne en surrégime et s'intoxique plus vite.
- Les plats préparés et/ou raffinés remplis d'additifs, de colorants, de conservateurs, de pesticides, de sel, de sucre et de graisses cachées qui encrassent l'organisme.

La cure aromathérapie

Privilégiez les huiles essentielles détoxifiantes comme le **citron**, la **menthe poivrée**, le **romarin à verbénone**, le **géranium**, la **livèche**, le **genévrier**…

> ### *Comment procéder ?*
>
> **Dans un premier temps**, vous pouvez tester chacune des 3 huiles essentielles proposées dans les étapes ci-dessous :
> - le **citron** quelle que soit la période de l'année,
> - la **menthe poivrée** en été,
> - et le **romarin à verbénone** à chaque changement de saison.
>
> **Dans un second temps**, les formules aromatiques plus complètes seront très utiles dans le cadre d'une véritable cure « détox ».

L'HE de citron en zeste

Quelle que soit la saison, une cure avec le citron peut être envisagée dès que vous voulez éliminer certains excès. Cette huile essentielle peu onéreuse, très agréable et facile d'utilisation (même pour l'enfant ou la personne âgée) sera votre première alliée minceur et détox. Elle permet de drainer facilement les toxines dues aux excès alimentaires et d'éviter la formation de calculs rénaux et vésiculaires (elle stoppe leur cristallisation dans les canaux des reins ou de la vésicule).

> ### *Précaution à prendre*
>
> Ne pas appliquer sur la peau avant une exposition solaire. Elle est aussi déconseillée chez les personnes prenant des traitements anticoagulants, puisqu'elle a un effet fluidifiant sanguin.

Comment l'utiliser ?

- Tous les matins, déposez 2 gouttes sur un comprimé neutre (ou une boulette de pain, un sachet de thé vert), ou bien dans un yaourt, durant 3 semaines d'affilée.
- Ajoutez 2 gouttes de **citron** à votre dentifrice 5 jours sur 7.

- Enfin, utilisez 2 gouttes seules ou associées avec 1 goutte d'HE de **menthe poivrée** en massage sur le foie, soit après un repas trop copieux, soit matin et soir, pendant 5 jours.

L'HE de menthe poivrée

Cette huile essentielle est très connue pour ses propriétés digestives, antinauséeuses et anti-infectieuses. C'est aussi un remarquable tonique de l'organisme.

Précautions à prendre : pas d'utilisation sous quelque forme que ce soit chez l'enfant de moins de 6 ans, ni chez la femme enceinte ou allaitante, l'épileptique, l'hypertendu, l'asthmatique ou toute personne sous traitement homéopathique.

Comment l'utiliser ?

- Versez 1 goutte sur un comprimé neutre, une boulette de pain, un sachet de thé vert ou dans un yaourt, chaque matin durant 1 semaine.
- Déposez 1 goutte sur le dentifrice lors du brossage quotidien, 5 jours sur 7.
- Appliquez 2 gouttes seules ou associées avec 1 goutte de **citron** en massage local sur le foie, soit après un repas trop copieux, soit matin et soir pendant 5 jours.

L'HE de romarin à verbénone bio de Corse

Les repas en hiver, et surtout pendant les périodes festives, sont en général riches en gras et en cholestérol. Un bilan de santé risque de donner quelques signes d'alerte et il est alors temps de drainer son cholestérol avec une huile à fort pouvoir détoxifiant : le **romarin à verbénone**.

Précaution à prendre

Pas d'utilisation sous quelque forme que ce soit chez l'enfant avant 6 ans, ni chez la femme enceinte ou allaitante, ni chez toute personne ayant des antécédents de cancers hormonodépendants. Pas d'utilisation prolongée au-delà de 4 cures de 15 jours par an.

Comment l'utiliser ?

Consommez 2 gouttes déposées sur un comprimé neutre ou une boulette de pain, tous les matins pendant 2 semaines d'affilée. À renouveler lors de chaque changement de saison, soit 4 cures de 15 jours par an.
Cette huile est particulièrement efficace pour dissoudre les « graisses » de l'organisme comme le cholestérol déposé dans les artères, mais aussi pour déstocker celles contenues dans les adipocytes de la cellulite.

La formule détox complète à avaler

Si les HE unitaires proposées ci-dessus ne vous suffisent pas, essayez la formule complète composée de 3 huiles qui auront une action synergique pour dissoudre les graisses, les assimiler au niveau des organes épurateurs (foie, reins) et les éliminer en douceur. Déposez ce mélange sur un support neutre à consommer le matin, 5 jours sur 7, pendant 15 jours.

- HE de **citron** : 1 goutte
- HE de **menthe poivrée** : 1 goutte
- HE de **romarin à verbénone** : 1 goutte

ET en massage

Pour compléter l'action de ce mélange par voie orale, mélangez la formule aromatique suivante à votre crème pour le corps (l'équivalent d'une cuillère à café) ou à une huile végétale, par exemple de noyau d'abricot (10 pressions).

- HE de **genévrier** : 2 gouttes
- HE de **pamplemousse** : 2 gouttes

Appliquez localement le soir sur une peau bien sèche, au niveau de la cellulite du ventre, toujours en massages circulaires. Renouvelez pendant 15 jours, le temps d'effectuer une cure détox complète.

36. Diabète (non insulinodépendant)

Mes conseils s'adressent aux personnes ayant une glycémie à jeun un peu élevée ou un début de « diabète de type 2 », autrement dit un traitement sans insuline, et qui souhaitent dans un premier temps réguler le phénomène naturellement.

Le concentré d'efficacité

L'HE de **géranium rosat** : 2 gouttes sur un cachet neutre (en pharmacie) à croquer le matin, 5 jours sur 7. Si vous ne voyez aucune amélioration avec cette HE lors de votre prochaine prise de sang, adoptez la formule complète.

La formule complète : à avaler

Afin de drainer votre organisme, prenez 2 gouttes de ce mélange antidiabétique, matin et soir sur un support pour voie orale. Faites une cure de 3 semaines, à renouveler tous les 2 mois.

- HE de **géranium rosat** : 30 gouttes
- HE d'**hélichryse italienne** : 30 gouttes
- HE de **citron** : 60 gouttes

Mes astuces bien-être

Adoptez une hygiène de vie saine et faites au moins 3 à 4 repas par jour.

Apprenez à connaître l'indice glycémique des aliments (capacité d'un aliment à augmenter vite et fort la part glycémique : il varie entre 0 et 100, le maximum correspondant au glucose).

Indice glycémique élevé : pommes de terre, carottes cuites, fèves, citrouille, pastèque, miel, pain blanc, croissant, riz blanc, corn flakes, sodas…

Indice glycémique bas : carottes crues, légumes verts, haricots, tomates, aubergines, ail, oignons, pâtes cuites, cacahuètes, abricots, pêches, fructose, pain complet.

37. Diarrhée (due au stress)

Mal de ventre et envie d'aller aux toilettes avant un entretien ou un examen ? Vous souffrez sans doute de diarrhée liée au stress. En général, elle survient par crise, lorsqu'on se sent « tendu ».

Le concentré d'efficacité

L'HE de **marjolaine à coquilles** a une action très relaxante et régulatrice du transit intestinal. Laissez fondre en bouche 1 à 2 gouttes de cette HE sur un support pour voie orale matin, midi et soir pendant quelques jours. Vous pouvez compléter si nécessaire par la formule suivante.

La formule complète : en massage

Avec ce mélange antistress intestinal, pur ou dilué dans un peu d'HV de votre choix, massez le ventre (dans le sens inverse des aiguilles d'une montre).

- HE de **marjolaine à coquilles** : 1 goutte
- HE de **petit grain bigarade** : 1 goutte
- HE de **basilic tropical** : 1 goutte

Mes astuces bien-être

Pour éviter toute déshydratation, compensez en buvant des bouillons salés ou des boissons sucrées non gazeuses. Consommez du riz salé ou sucré.

Si, au bout de 2 jours de traitement, la diarrhée persiste, un avis médical et une réhydratation sont indispensables.

38. Digestion difficile

Vous souffrez de digestion lente et ressentez des lourdeurs d'estomac et des sensations de ballonnement. Vous pouvez aussi vous sentir sans énergie et apathique...

Le concentré d'efficacité

L'HE de **menthe poivrée** : 1 à 2 gouttes sur un support pour voie orale le matin et à midi (à éviter le soir si vous avez des difficultés à vous endormir), pendant 2 ou 3 jours. Si nécessaire, utilisez la formule complète.

La formule complète : en massage

Massez le ventre et la région du foie après chaque repas avec 3 gouttes de ce mélange. Si le problème est chronique, faites ces massages 5 jours sur 7 (au maximum).

- HE de **basilic tropical** : 30 gouttes
- HE de **citron** : 60 gouttes
- HE de **gingembre** : 30 gouttes
- HE de **coriandre** : 30 gouttes
- HV de noisette : qsp 15 ml

Mes astuces bien-être

Mangez à heures fixes, dans le calme. Dînez léger au moins 2 heures avant le coucher.
Privilégiez les protéines dans l'alimentation et diminuez les féculents.
Évitez de mastiquer en permanence des gommes et autres friandises qui font avaler beaucoup d'air.

39. Eczéma (sec et suintant)

L'eczéma est une affection cutanée courante qui s'observe souvent chez les jeunes enfants (au niveau des pommettes, des plis des coudes et des genoux).

Le concentré d'efficacité en massage : eczéma sec

L'eczéma sec se caractérise par des taches cutanées rouge-rosé, couvertes de plaques sèches qui pèlent souvent, sans aucune vésicule contenant du liquide.

Appliquez cette formule complète antidémangeaisons, hydratante et cicatrisante 3 fois par jour jusqu'à nette amélioration, au maximum pendant 5 jours.

- HE de **camomille matricaire** : 30 gouttes
- HE de **lavande officinale** : 30 gouttes
- HE de **géranium rosat :** 30 gouttes
- HE de **menthe poivrée** : 10 gouttes
- HV de calophylle inophylle : 10 ml
- HV de millepertuis : qsp 50 ml

Attention, l'huile de millepertuis est photosensibilisante, ne pas appliquer avant une exposition solaire.

Le concentré d'efficacité : eczéma suintant

L'eczéma est dit « suintant » lorsque de petites vésicules se forment sur la peau enflammée.

Appliquez cette formule complète antidémangeaisons, asséchante et cicatrisante 3 fois par jour jusqu'à nette amélioration, au maximum pendant 5 jours. Cette formule est destinée aux adultes et aux enfants à partir de 3 ans.

- HE de **palmarosa** : 20 gouttes
- HE de **niaouli** : 20 gouttes
- HE de **lavande aspic** : 20 gouttes
- HE de **camomille matricaire** : 10 gouttes
- Gel d'aloe vera ou gel neutre (en pharmacie) : qsp 100 g

Mes astuces bien-être

Si votre eczéma vous démange fortement la nuit, ce qui est en général le cas, appliquez impérativement les soins aromatiques vers 21 heures, afin qu'ils soient absorbés au milieu de la nuit. En effet, il a été démontré que les démangeaisons cutanées atteignent leur maximum d'intensité vers 3 heures du matin.

40. Extinction de voix

Vous avez une réunion de la plus haute importance, vous faites partie d'une chorale... et vous n'avez plus de voix ! Heureusement, les huiles essentielles vont vite résoudre le problème !

Le concentré d'efficacité

Une goutte d'HE de **cyprès** + 1 goutte d'HE de **thym à thujanol** dans une cuillère de miel ou sur une boulette de pain, à avaler 3 fois par jour pendant 2 jours.
Attention, à éviter en cas d'antécédents de cancers hormono-dépendants à cause du **cyprès**. En complément, appliquez la formule complète.

La formule complète : en massage

Appliquez sur votre gorge des compresses chaudes imbibées du mélange suivant durant 10 minutes, plusieurs fois par jour.

- HE d'**eucalyptus citronné** : 3 gouttes
- HE de **petit grain bigarade** : 3 gouttes
- HV de noyau d'abricot : 3 gouttes

Mes astuces bien-être

Avec les soins aromatiques, je vous conseille de pratiquer des gargarismes 3 fois par jour avec un mélange « Phytolacca-calendula » (en pharmacie), à raison d'une cuillère à café de chaque en teinture-mère mélangée à une cuillère à café de miel dans un bol d'eau tiède. Évitez de sortir immédiatement après un gargarisme, afin de ne pas aggraver l'effet « chaud-froid » au niveau de la gorge.

41. Fatigue

Vous vous sentez fatigué, sans tonus physique ni même psychique, bref lessivé et en proie au coup de blues ? Ces états difficiles sont devenus courants dans la vie moderne. Quelles que soient vos sensations, mieux cerner votre état de fatigue devrait vous permettre d'établir un plan d'action personnalisé pour retrouver rapidement le plein d'énergie. Les huiles essentielles ont une action rapide et durable, elles sont donc des alliées majeures pour vous rebooster.

Quel est le type de fatigue auquel vous faites face ?

Si vous décriviez votre fatigue, quelle formule conviendrait ?
a) Je manque d'énergie
b) Je n'arrive pas à me concentrer
c) Je me sens faible
d) Tout me demande un effort

Lorsque vous êtes fatigué(e), vous êtes plutôt du genre…
a) Agressif(ve) verbalement
b) À tout envoyer valser
c) Nostalgique
d) À broyer du noir

Vous avez besoin de vous reposer. Mais vous ne le faites pas. Pourquoi ?
a) Je n'ai pas le temps
b) Je culpabilise
c) Je ne suis pas encore une personne âgée tout de même !
d) Pourquoi cette question ? Je dois surtout me secouer !

Comment dormez-vous ?
a) Je dors bien mais je me réveille fatigué(e)
b) Je dors par intermittence
c) Mon sommeil est variable suivant mon repas du soir
d) Mon sommeil est agité avec un réveil en fin de nuit car j'ai plein de préoccupations dans la tête

Pour refaire le plein d'énergie, vous optez plutôt pour...
a) Un comprimé multivitaminé
b) Du repos
c) Une cure détox
d) Je rêve d'une crise de fou rire !

Si vous avez une majorité de a) : vous avez une fatigue « normale »

Depuis quelque temps le quotidien vous pèse, vous n'arrivez plus à suivre le rythme. Bouger, faire du sport ou découvrir de nouvelles choses vous enchante moins qu'avant, vous fonctionnez un peu au ralenti et vous avez envie de vous poser. Acceptez cette baisse de tonus, même si dans votre tête vous avez toujours 20 ans, votre corps, lui, a besoin de repos !

Votre formule aromatique

Pour vous booster dès le matin, massez le bas du dos au niveau des surrénales avec 3 gouttes de ce mélange, 4 à 5 fois par semaine tant que la fatigue est là.

- HE d'**épinette noire** : 60 gouttes
- HE de **menthe poivrée** : 60 gouttes
- HE de **thym saturéoïde** : 30 gouttes
- HV de noyau d'abricot : qsp 50 ml

Votre plan antifatigue

- Si la formule en massage ne suffit pas à vous sentir en meilleure forme après 4 jours, complétez-la par la prise d'1 goutte de **citron** + 1 goutte de **cannelle de Ceylan écorce** sur un demi-sucre, à laisser fondre dans la bouche chaque matin pendant 15 jours (attention, vous ne devez pas être sous anticoagulants).
- Apprenez à bien respirer, notamment par le ventre : imaginez que vous le gonfler comme un ballon lentement et très consciemment. Étirez-vous pendant l'inspiration (sans lever les épaules) et relâchez toutes vos tensions pendant l'expiration.
- Marchez le plus souvent possible.
- Essayez les arts martiaux doux, comme le qi gong, le dao-yin, le tai-chi ou encore les postures relaxantes de yoga. Toutes ces pratiques diminuent la fatigue, améliorent le sommeil et régulent l'appétit. Elles agissent sur la souplesse,

la tonicité musculaire et l'équilibre psychique en diminuant l'anxiété et les symptômes dépressifs.
- Apprenez à vous préoccuper des autres tout autant qu'à vous accorder des moments rien que pour vous !

Si vous avez une majorité de b) : vous êtes avant tout stressé(e) et c'est ce qui vous fatigue !

Vous ne vous reconnaissez pas, vous qui êtes toujours de bonne humeur : un rien vous rend grognon, vous irrite, et vous vous remettez en cause sans cesse… Vous êtes probablement surmené par votre travail ou votre entourage. Des vacances s'imposent. Mais si ce n'est pas encore le bon moment pour cela, les huiles essentielles vont vous aider à vous détendre et à retrouver un peu de sérénité… avant une pause bien méritée !

Votre formule aromatique

Imbibez le coton d'un stick inhaleur (disponible en pharmacie) avec cette formule aromatique et respirez-le profondément aussi souvent que nécessaire, notamment lorsque vous vous sentez surmené et stressé.

Si vous n'avez pas de stick inhaleur : versez le mélange dans un petit flacon et déposez-en 2 gouttes sur la face interne de vos poignets. Respirez très profondément. Presque instantanément, vos tensions se relâchent, votre respiration devient plus calme et régulière.

- HE de **lavande officinale** : 10 gouttes
- HE de **petit grain bigarade** : 10 gouttes
- HE de **bergamote** : 10 gouttes

Votre plan antifatigue

- Évitez le café et autres excitants.
- En rentrant chez vous le soir, diffusez un mélange à base d'agrumes (**citron**, **mandarine**, **orange douce**…).
- Accordez-vous une heure par jour de détente (lecture, musique, shopping, marche, sport doux et de plein air de préférence).

Si vous avez une majorité de c) : vous n'avez pas une bonne hygiène de vie !

Vous vous sentez diminué(e), physiquement surtout, et vous avez des « coups de pompe » en fin de matinée et en fin de journée... Vous mangez sur le pouce le matin et à midi, rêvez d'une sieste entre deux bâillements et vous vous retrouvez régulièrement le soir devant un plateau-télé ? Après tout, vous avez bien le droit, vous avez traversé une longue journée stressante. Mais il est temps d'agir ! Êtes-vous motivé(e) pour changer ? Le plus important est la motivation, le reste viendra tout seul.

Votre formule aromatique

Pour détoxifier l'organisme, versez 2 gouttes du mélange suivant dans une ampoule de jus de radis noir (ex : Raphanus potier® en pharmacie), mélangez et avalez (l'odeur est assez forte). Renouvelez l'opération matin et soir pendant 15 jours. Vous allez retrouver la pêche comme par enchantement, et même perdre du poids ! En effet, ainsi détoxifié et nettoyé, le corps retrouve son énergie durablement.

- HE de **menthe poivrée** : 30 gouttes
- HE de **citron** : 30 gouttes
- HE de **carotte cultivée** : 10 gouttes
- HE de **livèche** : 10 gouttes

Votre plan antifatigue

- Respectez des heures régulières de repas et de coucher.
- Si vous avez des fringales, buvez de l'eau ou du thé vert en dehors des repas, et mangez des pommes ! Ces dernières contiennent de la pectine qui gonfle dans l'estomac et rassasie plus vite.
- Faites une cure de magnésium.
- Méditez ce proverbe : « Mangez comme un roi le matin, comme un prince à midi, comme un pauvre le soir ou laissez le repas du soir à votre ennemi », et appliquez-le autant que possible.
- Ne regardez plus de films stressants le soir : éteignez plutôt la télé et détendez-vous, dormez !

Si vous avez une majorité de d) : attention, vous n'êtes pas loin de la déprime...

Du matin jusqu'au soir, vous avez l'impression de vous traîner, sans enthousiasme. Vous n'avez qu'une envie, vous réfugier dans votre coquille pour être tranquille. Les huiles essentielles sont vos alliées ! Elles vont vous apporter le petit soleil intérieur qui vous fait défaut en ce moment...

Votre formule aromatique

Ce mélange « reboosteur de moral » procure une grande sensation de bien-être. Appliquez 2 gouttes sur vos poignets aussi souvent que nécessaire et respirez très profondément.

- HE de **bergamote** : 60 gouttes
- HE de **marjolaine à coquilles** : 30 gouttes
- HE de **laurier noble** : 30 gouttes
- HE d'**estragon** : 30 gouttes

Votre plan antifatigue

- Diffusez des HE aux propriétés toniques et dynamisantes : **verveine exotique** (ou **litsée**), **orange douce**, **pamplemousse**, **bergamote**, **citron**...
- Forcez-vous à voir des amis, à sortir.
- Reprenez le sport en douceur pour fabriquer des endorphines, marchez au moins 20 minutes par jour, et faites-vous plaisir dans tous les domaines.
- Essayez la méditation, la relaxation. Ne rien faire quand on médite n'est pas un but, mais un moyen de calmer l'esprit, d'observer la vraie nature des choses et de réduire les effets de la fatigue, tout en développant une plus grande sérénité.
- Surtout, faites-vous aider par un thérapeute compétent si vous constatez que votre état de fatigue et de déprime perdure.

42. Fièvre

L'élévation de température du corps est un phénomène naturel de défense de l'organisme. Mais elle peut être préjudiciable en fonction de ses variations et de sa durée. On peut alors essayer de la réguler.

Le concentré d'efficacité

Le premier reflexe sera de plonger les pieds dans un bain chaud (38-39 °C) pendant 15 minutes, additionné de 15 gouttes d'HE d'**eucalyptus radié** mélangées à une base neutre pour le bain ou à une cuillère à soupe de gel douche.

La formule complète

Après le bain de pied, frictionnez le corps avec le mélange suivant 3 fois par jour jusqu'à l'amélioration des symptômes. Ce mélange va vous faire transpirer.

- HE d'**eucalyptus radié** : 3 gouttes
- HE de **ravintsara** : 3 gouttes
- HE de **niaouli** : 3 gouttes
- HV de macadamia ou lait pour le corps : qsp 5 ml

Mes astuces bien-être

Comme la fièvre est un moyen naturel de défense de l'organisme, évitez de prendre des médicaments pour la faire baisser dès son apparition ou si elle est inférieure à 39 °C.

Ne vous couvrez pas avec excès, sauf en cas de frissons, car cela permet au corps de mieux réguler sa température.

Ne surchauffez pas la pièce dans laquelle vous vous trouvez.

Buvez beaucoup, principalement de l'eau ou des tisanes peu sucrées, des jus de fruits ou de légumes, et des bouillons.

43. Gastro-entérite

Lors d'une diarrhée aiguë, infectieuse ou due au stress, le corps élimine des éléments perturbants et la flore intestinale est souvent déséquilibrée. Si, au bout de 2 jours de traitement, la diarrhée persiste, un avis médical et une réhydratation sont indispensables.

Le concentré d'efficacité en cas d'infection

Avalez 1 goutte de **cannelle de Ceylan écorce** + 1 goutte de **menthe poivrée** sur un support pour voie orale matin, midi et soir, pendant 3 jours. Si ce mélange ne suffit pas au bout d'une journée d'utilisation, remplacez-le par la formule complète.

La formule complète : à avaler

Déposez ce mélange antitourista sur un support pour voie orale, et consommez matin, midi et soir au début des repas, jusqu'à nette amélioration (au maximum 5 jours).

- HE de **cannelle de Ceylan écorce** : 1 goutte
- HE de **lemon grass** : 1 goutte
- HE de **laurier noble** : 1 goutte

Mes astuces bien-être

Afin de renforcer l'efficacité de la formule aromatique, prenez des probiotiques, constituants naturels de votre flore intestinale (en pharmacie), mais à distance de la prise des HE.

En voyage dans des zones « sensibles » : ne consommez pas de fruits et légumes sans les avoir lavés et épluchés vous-même, et privilégiez tout ce qui est cuit. Ne buvez que des boissons vendues encapsulées ou portées à ébullition.

Évitez : épices, légumes verts, fruits, laitages, crudités, boissons gazeuses, alcool, tabac, aliments trop froids. Une alimentation riche en fibres peut aussi engendrer des diarrhées.

44. Gencives douloureuses

Depuis quelque temps, vos gencives sont rouges, gonflées ou saignent lors des brossages ? Non irritantes, les formules aromatiques vont calmer l'inflammation et soulager les douleurs. Cependant, si les symptômes persistent, consultez rapidement votre dentiste.

Le concentré d'efficacité

L'HE de **laurier noble** : 1 goutte à déposer sur la brosse à dent avec le dentifrice, au moins 2 fois par jour.
Vous pouvez aussi mélanger 1 goutte de **laurier** dans une dose de bain de bouche légèrement alcoolisé, en gargarisme après le brossage. Complétez ensuite l'action de ce gargarisme par l'application de la formule complète.

La formule complète

Mettez 3 gouttes du mélange sur un Coton-Tige, et badigeonnez-en vos gencives après chaque repas. En effet, les HE de **girofle** et de **menthe poivrée** sont anesthésiantes : si vous les utilisez avant le repas, vous aurez une partie de la bouche insensibilisée.

- HE de **laurier noble** : 60 gouttes
- HE de **menthe poivrée** : 30 gouttes
- HE de **myrte rouge** : 30 gouttes
- HE de **girofle** : 15 gouttes
- HE de **ciste ladanifère** : 15 gouttes (si saignements importants)
- HV de millepertuis : qsp 50 ml

Mes astuces bien-être

Brossez-vous les dents au moins 2 fois par jour, avec une brosse souple pour ne pas irriter les gencives, et utilisez un fil dentaire ou des brossettes interdentaires tous les jours.
Évitez les excès de sucre qui favorisent les caries.
Consultez régulièrement votre dentiste, tous les 6 mois de préférence.

45. Grain de beauté écorché

Une égratignure est une déchirure légère de la peau, en général superficielle et bénigne, même sur un grain de beauté. Surveillez bien la cicatrisation, et si l'aspect de votre grain de beauté se modifie, consultez rapidement un dermatologue.

Le concentré d'efficacité

Très douce mais efficace, l'HE de **lavande officinale** peut être utilisée par toute la famille, du bébé à la femme enceinte ou allaitante. Appliquez 2 gouttes sur la surface égratignée toutes les 15 minutes tant que l'inflammation est vive, 5 à 6 fois par jour si nécessaire, jusqu'à l'apaisement total. Appliquez ensuite le soin complet.

La formule complète : en massage

Avec cette potion magique, massez l'écorchure toutes les 15 minutes, puis 3 à 6 fois par jour, pendant 2 à 3 jours.

- HE de **lavande officinale** : 120 gouttes
- HE d'**hélichryse italienne** : 60 gouttes
- HE de **géranium rosat** : 60 gouttes (si saignement associé)
- HE de **ciste ladanifère** : 30 gouttes (si saignement associé)
- HV de millepertuis : qsp 50 ml

Attention, l'huile végétale de millepertuis est photosensibilisante. Pas d'exposition solaire de la zone dans les 3 heures au moins après l'application. À la place, vous pouvez utiliser de l'HV de calophylle inophylle, anti-inflammatoire.

46. Grippe

Maladie courante infectieuse et contagieuse, vous en connaissez les symptômes : fièvre, maux de tête, toux, fatigue, douleurs musculaires et courbatures. Les huiles essentielles vous éviteront toute complication !

Le concentré d'efficacité

En prévention

L'HE de **ravintsara** : 1 à 2 gouttes pures massées sur la partie interne du poignet et respirées profondément, jusqu'à 3 fois par jour si vous êtes entouré de malades. Dès que possible, utilisez la formule suivante pour être bien protégé ou vous soigner.

La formule complète : en massage, à avaler ou à respirer

En prévention

Après avoir bien agité le mélange, déposez 4 gouttes sur un comprimé neutre, une boulette de pain ou une cuillère de miel. À avaler au milieu du repas, matin et soir lors des périodes à risque, et 5 jours sur 7.

- HE de **niaouli** : 150 gouttes
- HE d'**eucalyptus radié** : 150 gouttes
- HE de **citron** : 150 gouttes
- HE de **ravintsara** : 150 gouttes

Cette préparation peut être diffusée : 10 gouttes dans un diffuseur « sec » par vibration, 15 minutes par heure.

Dans un bain : 20 gouttes (pour un adulte) associées à une base neutre ou un gel douche.

En massage : 20 gouttes mélangées à 20 gouttes d'HV de noyau d'abricot et appliquées sur le thorax et le haut du dos.

La formule complète est adaptée aux adultes, aux enfants de plus de 3 ans, aux femmes enceintes après le 3e mois de grossesse et aux femmes allaitantes.

En curatif

Utilisez la même préparation 4 fois par jour : en diffusion et/ou en massage corporel sur les nœuds ganglionnaires. Ou encore par voie orale, 4 à 5 fois par jour pendant 5 jours.

Le + homéo

En préventif ou curatif pensez à L52® (laboratoire Lehning), Oscillococcinum® (Boiron), Infludo® (Weleda), ou encore aux unitaires antigrippaux comme *Influenzinum* 9 CH ou 15 CH, *Thymuline* 15 CH ou sérum de Yersin 9 CH. Demandez conseil à votre pharmacien.

47. Haleine (mauvaise)

Elle est souvent due à un problème digestif ou buccodentaire, une carie mal soignée ou des gencives abîmées.

Le concentré d'efficacité

L'HE de **menthe poivrée** : 1 goutte à sucer sur le dos de la main à la fin des repas. Ne dépassez pas 5 gouttes par jour et n'utilisez pas ce remède si vous êtes épileptique ou hypertendu. En cas de persistance des symptômes, soignez le problème au niveau intestinal avec la formule complète.

La formule complète : à avaler

Déposez 3 gouttes dans une cuillère à café d'huile de tournesol ou d'olive, à avaler avant les principaux repas.

- HE de **menthe poivrée** : 1 goutte
- HE de **basilic exotique** : 1 goutte
- HE de **citron** (**zeste**) : 1 goutte

Mes astuces bien-être

Brossez-vous les dents après chaque repas et/ou utilisez des bains de bouche assainissants.

S'il s'agit d'un problème digestif, il existe en pharmacie des sprays ou des capsules à base d'HE de persil (Alibi® et Alipuro®) qui peuvent vous aider.

48. Herpès labial

Le virus de l'herpès se transmet par les baisers ou même les sticks à lèvres. Heureusement, la plupart du temps, il reste « dormant ». Mais il peut refaire son apparition lors d'un gros coup de stress, d'un choc émotionnel, ou encore d'une exposition au soleil ou à la neige...

Le concentré d'efficacité

L'HE de **niaouli** : déposez 1 goutte sur la partie atteinte dès les premiers picotements. Si vous avez la peau très fragile, mélangez-la à une noisette de crème labiale.

La formule complète : en massage

Massez la partie atteinte avec une pointe de crème aromatique fabriquée à partir de la formule suivante, 5 fois par jour jusqu'à la disparition complète des symptômes.

- HE de **niaouli** : 2 gouttes
- HE de **ravintsara** : 2 gouttes
- HE de **lavande aspic** : 2 gouttes
- HE d'**hélichryse italienne** : 2 gouttes
- Crème labiale (de type Kéliane® ou Céralip®) : qsp 10 g

Précautions à prendre

Lorsque vous êtes en pleine crise d'herpès, évitez de prêter vos sticks à lèvres ou d'embrasser les personnes non atteintes sous peine de leur transmettre aussi le virus !

Si vous avez des crises à répétition, c'est peut-être le signe d'une fatigue accumulée et/ou que vos défenses immunitaires sont à plat. Boostez-les ! (Voir pages 90 à 93)

49. Herpès génital

Le virus de l'herpès génital n'est pas le même que celui de l'herpès labial, il n'y a pas de transmission de l'un à l'autre. Heureusement, la plupart du temps, il reste « dormant », mais il peut refaire son apparition en cas de fatigue, de stress ou lors d'un choc émotionnel...

Le concentré d'efficacité

Effectuez un massage avec une noisette de crème ainsi fabriquée, 5 fois par jour jusqu'à disparition complète des symptômes (maximum 5 jours).

- HE de **niaouli** : 10 gouttes
- HE de **ravintsara** : 10 gouttes
- HE de **lavande officinale** : 30 gouttes
- Crème pour muqueuse vaginale (type Saforelle®) : qsp 50 g

Précautions à prendre

Procédez à une toilette intime très douce avec des gels moussants adaptés et séchez-vous avec une serviette unique.
Attention, lorsque vous êtes en pleine crise d'herpès, évitez tout rapport sexuel non protégé sous peine de contaminer votre partenaire !

Le + homéo

En complément, prenez *Vaccinotoxinum* 9 CH, 1 dose par jour dès l'apparition des premiers symptômes, à renouveler pendant 3 jours. Associez-y *Rhus toxicodendron* en 15 CH : 5 granules toutes les 2 heures après la crise, puis 4 fois par jour.

50. Hoquet (enfant et adulte)

Le hoquet est en général un phénomène momentané, banal et inoffensif. Mais s'il ne cesse pas avec les huiles essentielles ou les autres astuces, il peut être le symptôme d'une maladie plus grave. Il convient alors de consulter un médecin, surtout s'il dure plusieurs jours.

Le concentré d'efficacité

Pour les adultes

L'HE de **basilic tropical** : avalez 1 à 2 gouttes sur un support pour voie orale le plus rapidement possible. Le hoquet devrait cesser comme par magie !

Vous pouvez aussi appliquer les gouttes le long de l'œsophage et masser la zone (pas d'utilisation prolongée au-delà de 2 prises dans ce cas).

Pour les enfants, les femmes enceintes et allaitantes

L'HE de **mandarine verte** : 1 à 2 gouttes sur un support pour voie orale, à avaler le plus rapidement possible.

Pour les nourrissons

On peut introduire exceptionnellement 1 goutte d'HE de **mandarine** dans un biberon de lait (mais pas d'utilisation prolongée au-delà de 2 prises dans ce cas).

Comment faire passer le hoquet ?

Retenez votre respiration le plus longtemps possible, car l'augmentation du taux de dioxyde de carbone (CO_2) dans le sang fait cesser les spasmes.

Faites fondre un sucre sur votre langue ou buvez un ou plusieurs verre(s) d'eau froide : ces deux astuces sont censées stimuler le pharynx et arrêter les contractions du diaphragme. La méthode du verre d'eau est plus efficace si l'on comprime son diaphragme en buvant (par exemple en se penchant en avant).

Autre astuce : lors d'une crise, il faut masser le dos en effectuant des pressions sur la ligne horizontale reliant le bas des omoplates. Ces mouvements agissent sur les nerfs impliqués dans le hoquet et celui-ci s'arrête très vite.

51. Hyperactivité (enfant et adulte)

L'hyperactivité regroupe des choses très différentes. S'il s'agit de calmer un enfant ou un adulte qui a du mal à se poser, la formule aromatique conseillée ci-dessous sera judicieuse ! S'il s'agit d'une hyperactivité selon le sens médical du terme (une personne incapable de tenir en place plus de quelques instants), l'aromathérapie sera un complément relaxant qui permettra d'améliorer la concentration.

Le concentré d'efficacité

Composé d'1/3 de **camomille romaine** et de 2/3 de **mandarine verte**, ce mélange peut être diffusé : mettez 10 gouttes dans un diffuseur humide.

On peut l'appliquer pur ou dilué sur la face interne des poignets et le respirer très longuement, ou bien effectuer un massage sur le plexus solaire et/ou la plante des pieds.

Il peut aussi être avalé : prenez 2 gouttes sur un support pour voie orale (enfants de plus de 6 ans et adultes) jusqu'à 4 fois par jour.

Dans un bain chaud, associez 10 gouttes du mélange à une base solubilisante.

Cette formule est adaptée à toute la famille, y compris les nourrissons, les enfants, les femmes enceintes et allaitantes.

Mes astuces bien-être

Si l'hyperactivité s'accompagne de troubles de l'attention et de difficultés à se concentrer, vous pouvez essayer en complément l'HE d'**encens,** à raison d'une goutte à masser sur le plexus solaire dans le sens des aiguilles d'une montre (adultes et enfants à partir de 7 ans).

52. Hyperémotivité (enfant et adulte)

L'hypersensibilité aux stimuli émotionnels concernerait 20 % des Européens ! Rougir à la moindre occasion ou transpirer de manière excessive peut être difficile à vivre au quotidien. L'action subtile des huiles essentielles sur la sphère émotionnelle va permettre de vous relaxer et vous éviter nombre d'effets gênants.

Le concentré d'efficacité

Pour les enfants, les femmes enceintes ou allaitantes

L'HE de **néroli bigarade** : massez 1 goutte pure ou diluée sur la face interne des poignets (respirez longuement), sur le plexus solaire ou la plante des pieds aussi souvent que nécessaire. Vous pouvez garder le flacon à portée de main en toutes circonstances !

Pour les adultes hyperémotifs introvertis (timides et anxieux)

L'HE de **basilic tropical** : massez 1 goutte pure ou diluée sur la face interne des poignets (respirez longuement), sur le plexus solaire ou la plante des pieds, jusqu'à 4 fois par jour pendant 2 ou 3 jours.

Pour adultes hyperémotifs extravertis (nerveux et colériques)

L'HE d'**estragon** : massez 1 goutte pure ou diluée sur la face interne des poignets (respirez longuement), sur le plexus solaire ou la plante des pieds, jusqu'à 4 fois par jour pendant 2 ou 3 jours.

53. Hypertension, palpitations cardiaques

Vous souffrez d'hypertension artérielle ou/et de palpitations cardiaques : les huiles essentielles vont vous apaiser, mais elles ne pourront pas remplacer un traitement médicamenteux.

Le concentré d'efficacité

Vous avez le choix entre l'HE d'**ylang-ylang**, de **petit grain bigarade**, de **lavande officinale**, de **camomille romaine**, de **citron**, de **bergamote**, de **mandarine** ou de **lemon grass**.
Ces HE peuvent être utilisées unitairement ou en mélange, à raison de 3 HE au maximum, réparties à parts égales.
Massez 2 gouttes pures ou diluées d'une de ces HE ou d'un mélange de votre choix sur la paume des mains, puis respirez très profondément le mélange. Bloquez votre respiration 2 secondes, puis expirez 3 secondes. Recommencez 5 fois, jusqu'à 6 fois par jour. Comme par magie, le cœur s'apaise, les battements trop rapides se calment. Ces huiles essentielles peuvent être utilisées tous les jours pendant une semaine ou plus si nécessaire. En complément, utilisez la formule complète.

La formule complète à avaler

En traitement de fond : absorbez ce mélange 2 fois par jour, pendant une semaine ; arrêtez une semaine puis recommencez si nécessaire.
- HE de **citron** : 1 goutte (contre-indiqué si vous êtes sous anticoagulants)
- HE de **lavande officinale** : 1 goutte
- HE d'**ylang-ylang** : 1 goutte

Attention : cette formule n'est qu'un adjuvant d'un traitement médicamenteux en cours.

Précautions à prendre

Surveillez quotidiennement votre tension et écoutez votre corps. Des palpitations, des bourdonnements d'oreille, des maux de tête inhabituels peuvent être le signe d'une montée de tension.
Si vous êtes hypertendu et si votre tension est mal équilibrée, certaines huiles essentielles doivent être minutieusement dosées.

- Ne dépassez pas 3 gouttes par jour, quelle que soit la voie d'administration, des HE suivantes : **menthe poivrée, menthe des champs, camphrier** (*Cinnamomum camphora,* variété à camphre originaire d'Asie), **carotte cultivée, romarin camphré, lavande aspic** (liste non exhaustive).
- Ne dépassez pas 6 gouttes par jour, quelle que soit la voie d'administration, des HE suivantes : **cannelle, girofle, thym à thymol** et **carvacrol, origan compact**.

54. Hypotension, baisse de tension

Plus la tension est basse plus on a de chance de vivre longtemps... ce ne serait donc pas un problème en soi, si au quotidien, vous n'étiez pas toujours fatigué, sujet aux malaises et aux étourdissements.

Le concentré d'efficacité

L'HE de **menthe poivrée** : 1 à 2 gouttes à absorber sur un support pour voie orale le matin et à midi (à éviter le soir si vous avez des problèmes de sommeil).
Vous pouvez également appliquer une goutte sur la partie interne du poignet et la respirer profondément, jusqu'à 3 fois par jour. Cette huile essentielle va vous donner un « coup de fouet » immédiat et sur le long terme.

La formule complète : en massage

Au lever, massez la zone des reins avec ce mélange. Vous pouvez renouveler l'application vers midi, 5 jours d'affilée au maximum.

Si le problème est chronique, utilisez ce mélange seulement 5 jours sur 7. Ces huiles essentielles très tonifiantes vous aideront dès le premier jour et à long terme à retrouver une tension plus élevée.

- HE d'**épinette noire** : 1 goutte
- HE de **menthe poivrée** : 1 goutte
- HE de **thym saturéoïde** : 1 goutte

Mes astuces bien-être

Hydratez-vous régulièrement et buvez beaucoup, notamment des bouillons salés ou de la réglisse en décoction.
Évitez les changements brusques de position après un repas.
Dormez en surélevant légèrement la tête et le thorax (de 10 cm).
Levez-vous progressivement en prenant votre temps, en décomposant les mouvements et en prévoyant une étape entre la position couchée et la position debout.
Lors d'un malaise, allongez-vous jambes surélevées et tête déclive.
Faites régulièrement de l'exercice (marche) pour favoriser la circulation sanguine.

55. Immunité (renforcement)

Avec les premiers froids, revient le risque d'attraper un rhume, une grippe ou toute autre maladie ORL. Alors, comment rester en forme tout l'hiver ? Le réflexe le plus rapide et le plus simple : les huiles essentielles ! Certaines sont extrêmement efficaces pour renforcer les défenses immunitaires.

Dès les premiers symptômes

Ajoutez 2 gouttes de **citron** à votre dentifrice lors de chaque brossage, OU dans un yaourt entier consommé au petit déjeuner, OU en application locale sur le plexus solaire ou les poignets, tous les matins 5 jours sur 7, surtout lors de la période automnale.

Cette huile essentielle peut être utilisée chez la femme enceinte et les tout-petits sans limite d'âge, mais attention à l'application sur des zones exposées au soleil (risque de photosensibilisation) et aux personnes sous anticoagulants à forte dose (l'HE de **citron** ayant un effet fluidifiant sanguin non négligeable).

Les formules renforcées

En massage : pour adultes et enfants à partir de 6 ans

- HE de **ravintsara** : 150 gouttes
- HE de **citron** : 150 gouttes
- HE de **thym saturéoïde** : 150 gouttes
- HE de **laurier noble** : 150 gouttes

À faire préparer par votre pharmacien ou à préparer vous-même à l'avance.
Appliquez localement 4 gouttes de ce mélange sur le thorax et sur les cervicales et/ou les surrénales, et/ou les poignets, 2 semaines par mois, dès l'automne jusqu'au début de l'hiver.

À avaler : pour adultes et enfants à partir de 12 ans

- HE de **cannelle de Ceylan écorce** : 1 goutte
- HE de **citron** : 2 gouttes

Déposez les 3 gouttes sur un comprimé neutre, une boulette de pain, dans une cuillère de miel ou d'huile d'olive à consommer au milieu du petit déjeuner, 15 jours par mois, en alternance avec la formule en massage ci-dessus.

La formule ciblée antivirale et antigrippale

À faire préparer par votre pharmacien ou à préparer vous-même à l'avance. Cette formule est une synergie puissante de molécules reconnues scientifiquement et figurant parmi les meilleurs antiviraux au monde.

En prévention (pour adultes, femmes enceintes après le 3e mois de grossesse, femmes allaitantes et enfants à partir de 3 ans)

- HE de **niaouli** : 150 gouttes
- HE **d'eucalyptus radié** : 150 gouttes
- HE de **citron** : 150 gouttes
- HE de **ravintsara** : 150 gouttes

Agitez bien le mélange, puis versez-en 4 gouttes sur un comprimé neutre ou une cuillère de miel ou d'huile d'olive. À consommer au milieu du repas, matin et soir, 5 jours sur 7, lors des périodes à risque épidémique.

Cette préparation peut aussi être diffusée pour assainir l'air ambiant : versez-en 10 gouttes dans une fontaine d'arôme pendant 30 minutes, ou 15 minutes par heure dans un diffuseur « sec » par vibration.

Dans un bain : 20 gouttes (pour un adulte) ajoutées à une base neutre ou un gel douche.

En massage local : sur le thorax et le haut du dos, avec 20 gouttes diluées dans 5 pressions d'huile végétale d'argan ou de noyau d'abricot.

En curatif (pour adultes, femmes enceintes après le 3e mois de grossesse, femmes allaitantes et enfants à partir de 3 ans)

Utilisez la même préparation en diffusion, en massage corporel sur les nœuds ganglionnaires et/ou par voie orale 4 fois par jour, pendant 4 à 5 jours consécutifs.

6 astuces pour booster votre système immunitaire

1 – Purifiez l'air de votre environnement avec des sprays assainissants aromatiques.

2 – Adoptez une bonne hygiène alimentaire grâce à des repas riches en fruits et légumes frais et variés, des céréales complètes, des poissons gras, des œufs bio qui apportent tous les antioxydants, les minéraux et les vitamines indispensables au bon fonctionnement de l'organisme.

3 – Si vos repas ne sont pas toujours équilibrés, **faites des cures de vitamines du groupe B**, notamment B6 (choux, pommes de terre, céréales complètes, levure de bière, abats, viandes, poissons, œufs), B12 (poissons, laitages et œufs), mais aussi de vitamine C naturelle (acérola, cynorrhodon, argousier, jus d'agrumes purs, cassis, kiwi, fraise, noni, grenade, baies de Goji...). Les minéraux et probiotiques adaptés (*Bifidobactérium lactis, acidophilus* et *longum*) seront aussi indispensables à une remise en forme globale.
Si vous habitez dans une région peu ensoleillée l'hiver, faites doser votre taux de vitamine D dans le sang pour connaître une éventuelle carence, car celle-ci peut se révéler très préjudiciable, tant sur le plan immunitaire que sur le plan cardiaque, osseux ou cutané. C'est elle que l'on trouvait dans la fameuse huile de foie de morue de nos grands-mères.

4 – Consommez des plantes, fruits ou autres produits de la ruche dits « adaptogènes », qui augmentent la capacité de l'organisme à s'adapter aux différents stress. Citons : le ginseng, l'éleuthérocoque, le rhodolia, le noni, mais aussi la gelée royale.

5 – Utilisez l'oligothérapie : soufre, sélénium, cuivre, or, argent, manganèse, magnésium, zinc préviennent efficacement les infections ORL, ou permettent un bonne récupération lors de convalescence suivant les cas.

6 – Choisissez les remèdes homéopathiques en parfaite synergie avec d'autres traitements : comme L52® (laboratoire Lehning), Oscillococcinum® (Boiron), Infludo® (Weleda) ou les unitaires antigrippaux comme *Influenzinum, Thymuline* et le sérum de Yersin... des indispensables pour passer l'hiver en pleine forme !

56. Infection bactérienne

S'il y a un domaine où l'efficacité des HE n'est plus à prouver depuis des décennies, c'est bien dans le domaine infectieux !

Le concentré d'efficacité

Pour un effet antibactérien et pour améliorer la respiration, associez 1 goutte d'**origan compact** à 1 goutte d'**eucalyptus radié** sur un support pour voie orale : à prendre matin, midi et soir pendant 5 jours. Si, au bout de 2 jours, vous n'observez que peu d'amélioration, passez à la formule complète.

La formule complète : à avaler

Véritable « antibiotique » naturel, absorbez 2 gouttes de ce mélange matin, midi et soir pendant 5 jours.

- HE de **lavande officinale** : 60 gouttes
- HE de **cannelle de Ceylan écorce** : 30 gouttes
- HE de **girofle** : 30 gouttes
- HE de **thym à thymol** : 30 gouttes
- HE de **menthe poivrée** : 30 gouttes

Mes astuces bien-être

En cas d'amélioration des symptômes, n'interrompez pas le traitement prématurément.
La prise de probiotiques (à distance de la prise des HE) complète parfaitement ce traitement pour rééquilibrer votre flore intestinale.
Afin de limiter la transmission des infections bactériennes respiratoires, lavez-vous les mains avec du savon après avoir éternué, toussé, vous être mouché, et avant chaque repas.

57. Insuffisance biliaire (crise de foie, abus d'alcool)

Ce terme regroupe des symptômes digestifs divers comme : nausées, vomissements, langue pâteuse, mal à la tête, estomac en « vrac », lenteurs de digestion... La vésicule biliaire est un peu paresseuse et la bile n'assure plus correctement ses fonctions de détoxification de l'organisme et de dégradation des graisses, alcools, et autres substances difficiles à assimiler.

Le concentré d'efficacité

L'HE de **menthe poivrée** et l'HE de **citron**.

- **En prévention** : prendre 1 goutte de chaque sur un support pour voie orale avant un repas copieux et/ou bien arrosé.
- **En curatif** : dès les premiers symptômes, prenez 1 goutte de chaque HE diluée dans une ampoule de jus de radis noir (ex : Raphanus potier® en pharmacie), mélangez et avalez. Renouvelez 3 à 4 fois par jour pendant 1 à 2 jours.

Si vous avez envie de vomir, respirez en plus 1 goutte d'HE de **gingembre** appliquée sur la face interne des poignets.

Mes astuces bien-être

Pensez à bien régénérer votre foie. En préventif : prenez 1 sachet de N-acétylcystéine (puissant régénérant du foie) avant un repas de fête. En curatif : 1 sachet du même remède, matin, midi et soir pendant 1 à 2 jours.

Buvez un jus de citron pressé tiède chaque matin.

58. Irritations, démangeaisons cutanées

Cette réaction de la peau se fait en réponse à des situations très diverses : piqûres d'insecte, allergie, maladies comme l'eczéma ou le psoriasis...

Le concentré d'efficacité

L'HE de **camomille matricaire** : 1 goutte pure en massage sur la partie qui gratte 1 à 5 fois par jour pendant 1 à 2 jours. Si vous n'êtes pas entièrement soulagé avec cette HE unitaire, testez la formule complète.

La formule complète : à masser

Appliquez sur les endroits atteints 1 à 6 fois par jour. Renouvelez la première application 30 minutes après, puis espacez les massages en fonction de la persistance des symptômes.

- HE de **lavande officinale** : 60 gouttes
- HE de **camomille matricaire** : 30 gouttes
- HE d'**eucalyptus citronné** : 30 gouttes
- HE de **menthe poivrée** : 15 gouttes
- HV de calophylle inophylle : qsp 10 ml

Mes astuces bien-être

Si votre peau vous démange, le meilleur moment pour les soins sera le soir, car le pic des démangeaisons cutanées s'observe généralement vers 3 heures du matin.

Vous pouvez aussi mélanger 1 goutte pure d'HE de **camomille** (**matricaire** ou **romaine**) OU de **lavande officinale** dans une noisette de crème allopathique antidémangeaisons.

59. Jambes lourdes

Jambes lourdes, varices, troubles circulatoires... Derrière ces symptômes se cache une véritable pathologie : l'insuffisance veineuse. L'hérédité, le surpoids, le tabagisme, mais aussi certaines professions sont des facteurs de risque dans l'apparition des troubles.

Le concentré d'efficacité

L'HE de **cyprès toujours vert** : 3 gouttes diluées dans un gel frais pour jambes lourdes, à appliquer en massage matin et soir (attention : HE contre-indiquée en cas d'antécédent personnel ou familial de cancer œstrogénodépendant). On peut aussi avaler 1 goutte de cette HE matin et soir sur un support pour voie orale lors d'une période critique pendant 5 jours. Si ce concentré ne vous soulage pas assez, testez la formule complète.

La formule complète : à masser

Appliquez sur les jambes, toujours du bas vers le haut, 10 gouttes de ce mélange matin et soir en cas de douleurs. Au-delà de 15 jours, faites ce soin 5 jours sur 7.

- HE d'**hélichryse italienne** : 30 gouttes
- HE de **menthe poivrée** : 30 gouttes
- HE de **cyprès toujours vert** : 30 gouttes
- HE de **lentisque pistachier** : 30 gouttes
- HE de **genévrier** : 30 gouttes
- HV d'arnica : qsp 50 ml

Mes astuces bien-être

En position allongée, pensez à surélever vos pieds avec un coussin. Sous votre douche, passez un dernier jet d'eau froide sur vos jambes. Portez des chaussettes ou des bas de contention même pendant l'été. Pensez aux plantes veinotoniques : cyprès, petit houx, hamamélis, mélilot, marronnier d'Inde, myrtille, noisetier ou vigne rouge.

60. Laryngite, pharyngite

La laryngite est une inflammation de la gorge, souvent associée à de l'enrouement. Les huiles essentielles décongestionnent, apaisent et adoucissent l'inflammation en un rien de temps !

Le concentré d'efficacité

L'HE de **thym à thujanol** ou à défaut d'**arbre à thé** : 1 goutte dans une cuillère de miel (bien diluer avant d'avaler) ou sur un comprimé neutre, à laisser fondre en bouche 3 fois par jour pendant 2 jours.

La formule complète à avaler

Prenez ce mélange avec une demi-cuillère à café de miel 3 fois par jour, après chaque repas, jusqu'à disparition des symptômes (environ 4 jours).

- HE de **thym à thujanol** : 30 gouttes
- HE de **menthe poivrée** : 30 gouttes
- HE de **lavande officinale** : 30 gouttes
- HE de **niaouli** : 30 gouttes
- HE de **girofle** : 15 gouttes
- HV d'olive : qsp 50 ml

En massage

Appliquez des compresses chaudes imbibées de ce mélange sur votre gorge pendant 10 minutes, 3 fois par jour durant 2 à 4 jours.

- HE d'**eucalyptus citronné** : 3 gouttes
- HE de **lavande officinale** : 3 gouttes
- HV de noyau d'abricot : 3 gouttes

Mes astuces bien-être

Faites des tisanes de thym, de ronce ou de calendula.
Complétez par l'utilisation de suppositoires aromatiques, comme Coquelusédal® (en pharmacie), à raison d'un suppositoire matin, midi et soir.

61. Libido (femme)

Parfois, le désir n'est plus au rendez-vous. Pourtant, les aromatiques sont utilisés et reconnus depuis l'antiquité pour augmenter le désir sexuel… il est temps d'en profiter vous aussi !

Le concentré d'efficacité

L'HE d'**ylang ylang** OU de **palmarosa** : 2 gouttes pures ou diluées dans un peu d'huile végétale de macadamia à appliquer en massage sur le bas du dos et à respirer profondément ensuite. Si vous n'êtes pas assez stimulée par cette huile essentielle, remplacez-la par un massage.

La formule complète : à masser

Véritable philtre d'amour féminin, cette huile de massage s'utilise sur tout le corps, en particulier le bas du ventre avant le coucher…

- HE d'**orange douce** : 30 gouttes
- HE d'**ylang ylang** : 30 gouttes
- HE de **géranium rosat** : 15 gouttes
- HE de **camomille romaine** : 10 gouttes
- HV d'argan : qsp 50 ml

À diffuser

Avant l'arrivée de l'être désiré, parfumez votre chambre avec un petit mélange aphrodisiaque composé de :

- HE de **petit grain bigarade** : 75 gouttes
- HE de **bergamote** : 60 gouttes
- HE d'**ylang ylang** : 30 gouttes
- HE de **cannelle de Ceylan écorce** : 10 gouttes

Versez le mélange dans un diffuseur pendant 15 minutes, ou mettez quelques gouttes sur un mouchoir caché sous les oreillers.

62. Libido (homme)

Libido en berne ? Dans notre société, il faut être performant en tout et même dans ce domaine, on nous impose des « normes » et des « performances » à atteindre. Stop ! Si ce phénomène est nouveau pour vous, avec moins de pression et quelques huiles essentielles, il ne sera bientôt plus qu'un mauvais souvenir.

Le concentré d'efficacité

Associez 1 goutte d'HE de **cannelle de Ceylan écorce** à 1 goutte de **citron** sur un demi-sucre 15 minutes avant vos ébats. Si vous ne vous sentez pas assez stimulé par cette formule, testez la fois suivante la formule complète.

La formule complète : à avaler

Cette potion magique masculine s'avale avec un demi-sucre, 15 minutes avant une soirée torride.

- HE de **gingembre** : 1 goutte
- HE de **menthe bergamote** : 1 goutte
- HE de **cannelle de Ceylan** écorce : 1 goutte

Mes astuces bien-être

Limitez la prise d'alcool, car si un verre permet de lever les inhibitions et de se détendre, une consommation plus importante peut au contraire diminuer les réflexes.
Consultez votre médecin si vous êtes anxieux ou déprimé ou si le problème persiste. Sachez que de nombreux médicaments influencent négativement la libido et l'érection (antidépresseurs...).

63. Mains et pieds froids (maladie de Raynaud)

Exposés au froid et à l'humidité, les extrémités des membres deviennent blanches, engourdies, parfois accompagnées d'une sensation de brûlure, voire de douleurs. Ces symptômes sont dus à un trouble de la circulation sanguine. Les huiles essentielles seront très efficaces grâce à leurs propriétés circulatoires et « réchauffantes ».

Le concentré d'efficacité

L'HE d'**hélichryse italienne** : 1 à 2 gouttes pures ou mélangées à une crème pour les mains ou les pieds à appliquer régulièrement (au moins 2 fois par jour) lorsque le problème se produit. Si vous n'observez aucune amélioration après une semaine, testez la formule complète.

La formule complète : à masser

Utilisez ce mélange comme soin des mains ou des pieds. Commencez le traitement un mois avant la période habituellement critique, puis aussi souvent que nécessaire.

- HE d'**hélichryse italienne** : 120 gouttes
- HE de **cyprès** : 90 gouttes
- HE de **thym à thujanol** : 90 gouttes
- HE de **cannelle de Ceylan écorce** : 2 gouttes (si très grande frilosité)
- HV de macadamia ou crème pour les mains ou les pieds : qsp 50 ml ou 50 g

Mes astuces bien-être

L'hiver, portez des gants de soie recouverts de gants en polaire.
Préférez les chaussures doublées en cuir et évitez les baskets où l'humidité perdure.
Évitez le café, le tabac et les médicaments contre le rhume contenant de la pseudoéphédrine (effet vasoconstricteur).

64. Mal des transports

Pour vous, les voyages riment avec nausées, vomissements et sueurs ? Heureusement, les huiles essentielles soulagent miraculeusement ces petits problèmes !

Le concentré d'efficacité

Respirez profondément 1 goutte d'HE de **citron** + 1 goutte d'HE de **menthe poivrée** sur un coton ou sur la face interne des poignets. Et/ou avalez le mélange sur un support pour voie orale, 1 à 4 fois par jour, en préventif ou le jour du départ.
Attention, si vous êtes enceinte ou épileptique, utilisez uniquement l'HE de **citron**.
Au cas où le concentré d'efficacité ne vous soulagerait pas assez, testez la formule complète.

La formule complète à avaler ou à appliquer

Déposez 2 gouttes du mélange sur les jugulaires et respirez autant que nécessaire, ou absorbez-le (avec du miel par exemple), 3 fois par jour au maximum.

- HE de **menthe poivrée** : 30 gouttes
- HE de **citron** : 30 gouttes
- HE de **gingembre** : 30 gouttes
- HE de **basilic tropical** : 30 gouttes

65. Mal aux dents

Vous ressentez des douleurs dentaires intenses et diffuses, une grande sensibilité au froid et au chaud... Une consultation chez le dentiste s'impose rapidement ! En attendant, voici des remèdes ultra-efficaces qui vous soulageront rapidement.

Le concentré d'efficacité

L'HE de **girofle** : 1 goutte associée à 1 goutte d'HV de tournesol déposées sur un Coton-Tige, à badigeonner sur l'endroit douloureux après le repas (la **girofle** est anesthésiante). Renouvelez l'application jusqu'à 4 fois par jour pendant 3 jours.
Vous pouvez aussi fabriquer une pâte avec 5 g d'argile à laquelle vous mélangerez 2 gouttes d'HE de **girofle**. Appliquez comme un pansement dentaire et laissez en place toute une nuit par exemple.

Mes astuces bien-être

Si d'aventure vous n'avez pas d'HE de **girofle**, peut-être aurez-vous un flacon de clou de girofle en cuisine ? Si oui, vous êtes sauvé ! Prenez un clou de girofle et mettez-le au plus près de votre douleur dans la bouche, pendant au moins 30 minutes, le temps que l'HE contenue dans l'aromate se diffuse, anesthésie la douleur et désinfecte la bouche.

66. Mal de tête, migraine, céphalée

Nous savons tous ce qu'un « mal de tête » veut dire pour en avoir un jour souffert. Mais beaucoup d'entre nous parlent de migraine lorsqu'ils ont juste mal à la tête. La migraine est en fait un mal de tête particulier, bien défini. Les réponses à ce petit questionnaire vous permettront de vous soigner efficacement en fonction de vos symptômes récurrents.

Lorsque vous avez mal à la tête...

a) Vous avez mal d'un seul côté de la tête, ou plus mal d'un côté que de l'autre
b) Vous avez surtout mal autour du nez et des sourcils
c) Cela arrive toujours au même moment du cycle hormonal
d) Le mal de tête bat au même rythme que votre cœur, votre tête est comme serrée dans un étau

Est-ce que votre mal de tête vous empêche de vaquer à vos occupations habituelles ?
a) Oui, toujours. Je suis même obligé(e) de m'allonger dans le noir, sans un bruit
b) Non, tout de même pas
c) Cela dépend des fois
d) Non, mais le mal de tête augmente encore dans la journée

Votre mal de tête augmente-t-il quand vous faites un effort ?
a) Oui, et ça me donne souvent des nausées, je vomis même parfois
b) Oui, toujours autour du nez, surtout quand je penche la tête
c) Non
d) Non, mais il augmente après un gros stress, une contrariété ou une grosse fatigue

Qu'est-ce qui vous est le plus pénible à supporter pendant le mal de tête ?
a) Le bruit et la lumière
b) Les changements de température
c) L'irritabilité associée à des maux de ventre menstruels
d) Une sensation de pression ou de tension, comme si un casque enserrait la tête, irradiant parfois jusqu'au cou

Si vous avez une majorité de a) : vous souffrez sans doute de vraies migraines !

La migraine est une maladie qui frappe sept millions de Français. Elle est accompagnée de signes avant-coureurs et très évocateurs (douleur intermittente, plutôt d'un seul côté de la tête, qui « bat » en même temps que les battements du cœur, accompagnée ou non de problèmes ophtalmiques, de nausées et de vomissements...). L'aromathérapie se révèle un complément doux pour aider à passer ces crises le moins violemment possible.

♦ Le concentré d'efficacité

L'HE de **menthe poivrée** : 2 gouttes à déposer sur les tempes, le plus loin possible des yeux (sinon ils vont piquer et pleurer longtemps).

Attention, ne pas utiliser en cas de céphalées dues à de l'hypertension artérielle, ou chez les femmes enceintes ou allaitantes, les enfants de moins de 6 ans et les épileptiques.
Si, au bout de 2 applications à 30 minutes d'intervalle, vous n'observez aucune amélioration, passez à la formule complète.

La formule complète : à masser
Introduisez les gouttes dans un roll-on à bille vide de 10 ml, et massez les tempes avec ce mélange jusqu'à 6 fois par jour en cas de crise. Vous pouvez aussi masser la face interne des poignets et respirer profondément ces fragrances apaisantes.

- HE de **marjolaine à coquilles** : 90 gouttes
- HE de **lavande officinale** : 90 gouttes
- HE de **basilic tropical** : 60 gouttes
- HE de **camomille romaine** : 60 gouttes

Votre plan antimigraine

- Adoptez une bonne hygiène de vie : le manque de sommeil, le stress, la consommation d'alcool et de fromages fermentés peuvent déclencher des migraines.
- Allongez-vous au frais et à l'obscurité ou, à défaut, mettez une paire de lunettes noires et des compresses glacées sur la zone douloureuse.
- Faites un massage du front ou des tempes et de la nuque avec un mélange d'huiles essentielles.

Si vous avez une majorité de b) : vous souffrez probablement de sinusite (voir cette pathologie page 129)

Si vous avez une majorité de c) : vous souffrez de céphalées liées au cycle menstruel ou « migraine cataméniale »

Un peu avant les règles, le taux d'œstrogènes (hormones féminines) dans le sang chute brutalement, ce qui déclenche couramment des maux de têtes, voire de vraies « migraines ». Dans certains cas, les maux de têtes ne surviennent que 2 jours avant les règles et 3 jours après, et il n'y a jamais de crises en dehors de cette période.

Le concentré d'efficacité chez l'adulte

L'HE de **sauge sclarée** : 2 gouttes à masser sur le bas du ventre dans le sens inverse des aiguilles d'une montre.
Attention, ne pas utiliser en cas d'antécédent de cancer hormonodépendant personnel ou familial, et chez les jeunes filles non pubères.
Si, au bout de 2 applications à 1 heure d'intervalle, vous n'observez aucune amélioration, utilisez la formule suivante.

La formule complète à masser

Massez le bas du ventre avec ce mélange, 2 à 6 fois par jour pendant la période critique.

- HE de **sauge sclarée** : 90 gouttes
- HE de **cyprès toujours vert** : 90 gouttes
- HE de **lavande officinale** : 60 gouttes
- HE de **camomille romaine** : 60 gouttes
- HV de calophylle inophylle : qsp 50 ml

Attention, ne pas utiliser en cas d'antécédent de cancer hormonodépendant et chez les jeunes filles non pubères.

Votre plan anticéphalées au moment des règles

- Parlez-en à votre gynécologue, des solutions existent.
- Placez une bouillote sur votre ventre et allongez-vous au calme.
- Évitez l'alcool, le café, les boissons énergisantes, les excès de sucres raffinés et les viandes rouges. Réduisez également la consommation de produits laitiers et de matières grasses (qui agissent de manière négative sur les œstrogènes).
- En complément, utilisez l'homéopathie : *Cyclamen* 5 CH : 3 granules matin et soir, 5 jours avant les règles (si céphalées accompagnées de troubles visuels, vertiges, douleurs violentes), ou *Melilotus* 5 CH, 3 granules 3 fois par jour jusqu'à l'arrivée des règles (douleur battante au niveau du front et chaleur du visage améliorées par les règles) ou *China* 7 CH, 3 granules 2 fois par jour pendant les règles (maux de tête avec règles abondantes, vertiges, fatigue et bourdonnements d'oreille).

Si vous avez une majorité de d) : vous souffrez de céphalées de tension

Le stress fait contracter involontairement les muscles de la nuque. Les céphalées peuvent aussi être un signe d'hypertension artérielle mal ou non équilibrée : dans ce cas, surtout si les céphalées sont très fréquentes, il est indispensable de consulter. L'OMS estime que dans les pays industrialisés, les céphalées de tension affectent à elles seules les deux tiers des hommes adultes et plus de 80 % des femmes... Les HE vont apaiser les tensions musculaires et permettre une meilleure vasoconstriction des capillaires sanguins.

♦ Le concentré d'efficacité

L'HE de **menthe poivrée** : 2 gouttes à déposer sur les tempes, le plus loin possible des yeux (sinon ils vont piquer et pleurer longtemps).

Attention, ne pas utiliser en cas de céphalées dues à de l'hypertension artérielle, chez les femmes enceintes ou allaitantes, les enfants de moins de 6 ans et les épileptiques.

Si, au bout de 2 applications à 30 minutes d'intervalle, vous n'observez aucune amélioration, utilisez la formule suivante.

♦ La formule complète : en massage

Introduisez les gouttes dans un roll-on à bille vide de 10 ml et massez-vous les tempes (loin des yeux). Vous pouvez aussi appliquer le mélange sur la face interne des poignets et en respirer profondément les parfums.

- HE de **lavande officinale** : 90 gouttes
- HE de **camomille romaine** : 60 gouttes
- HE de **citron** : 60 gouttes
- HE de **menthe poivrée** : 60 gouttes
- HE de **gaulthérie odorante** : 30 gouttes

Attention, en cas de céphalées dues à de l'hypertension artérielle, ou pour une utilisation chez les femmes enceintes ou allaitantes, les enfants de moins de 6 ans et les épileptiques, vous supprimerez de la formule l'HE de **menthe poivrée**.

Votre plan anticéphalées

- Ne laissez pas s'installer des maux de tête chroniques sans consulter votre médecin, surtout s'ils sont violents.
- Relaxez-vous autant que possible et prenez des mesures pour apprendre à mieux gérer votre stress.
- Faites-vous masser la nuque et les épaules.
- Adoptez une bonne ergonomie au bureau devant votre ordinateur afin d'éviter de trop solliciter les muscles du cou : relevez votre siège de telle sorte que votre regard soit dirigé vers le bas face à l'écran.
- Si le stress ou une contrariété déclenche vos céphalées, prenez aussi souvent que nécessaire 3 granules d'*Ignatia* 4 CH associées à 3 granules de *Staphysagria* 15 CH.

67. Manque d'appétit (enfant et adulte)

C'est un phénomène courant et souvent bénin chez l'enfant. Cela arrive parfois chez l'adulte, suite à une infection ou lors des grosses chaleurs d'été... Dans ce cas, rien de grave.

Le concentré d'efficacité

L'HE de **gingembre** : 1 goutte à laisser fondre en bouche 5 minutes avant le repas. En complément, vous pouvez utiliser la formule complète et le mélange pour diffusion.

La formule complète à avaler

Utilisée comme huile d'assaisonnement sur tous les plats, cette formule est légèrement parfumée mais passe inaperçue tout en stimulant petits et grands à bien manger.

- HE de **thym à linalol** : 20 gouttes
- HE de **citron** : 25 gouttes
- HE de **gingembre** : 5 gouttes

- HE de **basilic tropical** : 10 gouttes
- HV d'olive ou autre HV alimentaire : qsp 500 ml

En diffusion

Pour réveiller les papilles et réguler l'appétit des ogres, mettez 10 gouttes du mélange suivant dans un diffuseur, ou respirez-en profondément la fragrance, juste avant de manger.

- HE de **pamplemousse** : 15 gouttes
- HE de **bergamote** : 15 gouttes
- HE de **menthe verte** : 1 goutte
- HE de **gingembre** : 1 goutte

68. Mononucléose infectieuse

Cette « maladie du baiser » est une infection virale qui se transmet essentiellement par la salive. On estime que 80 % des adultes sont porteurs du virus EBV – dont 20 à 30 % sont susceptibles de le transmettre à leur tour. Une simple prise de sang vous permettra de savoir si vous souffrez effectivement de cette maladie, bénigne, mais très fatigante.

Le concentré d'efficacité

Afin de calmer une gorge en feu : l'HE de **niaouli**. Mélangez 1 goutte dans une cuillère de miel et laissez fondre en bouche. À prendre 5 fois par jour pendant 2 jours. En complément, utilisez rapidement la formule complète.

La formule complète : à masser

Cette préparation antivirale puissante pourra être frictionnée sur tout le corps du malade : à raison de 20 gouttes mélangées à 20 gouttes d'HV de noyau d'abricot. À renouveler 5 fois par jour, pendant 5 jours. Idéalement, le malade restera au lit après les frictions aromatiques pour bien transpirer.

- HE de **niaouli** : 150 gouttes
- HE d'**eucalyptus radié** : 150 gouttes
- HE de **laurier noble** : 150 gouttes
- HE de **ravintsara** : 150 gouttes

En diffusion

Déposez 10 gouttes du mélange ci-dessus dans un diffuseur « sec », et laissez diffuser 15 minutes par heure.

69. Mycose buccale et digestive

Muguet, candidose, langue noire, mycose digestive ou buccale, voici plusieurs appellations pour une seule et même affection due à un champignon : la mycose. Le rôle du « terrain » est ici primordial, les mycoses étant souvent le signe d'un état général déficient, à cause de médicaments (chimiothérapies, antibiotiques) ou bien de carences, de dénutrition ou de maladies affaiblissant le système immunitaire.

Le concentré d'efficacité

L'HE d'**arbre à thé** : 1 goutte sur un support pour voie orale à laisser fondre en bouche 3 fois par jour, pendant 5 jours. Privilégiez la formule complète si au bout de 2 jours vous ne ressentez aucune amélioration.

La formule complète à avaler

Déposez 2 gouttes du mélange suivant sur un support pour voie orale à sucer matin, midi et soir, pendant 5 à 10 jours. Les gouttes peuvent aussi être ajoutées à une solution antimycosique allopathique avec l'accord de votre médecin. La solution n'en sera que plus synergique.

- HE d'**arbre à thé** : 150 gouttes
- HE de **laurier noble** : 150 gouttes
- HE de **girofle** : 60 gouttes
- HE de **palmarosa** : 90 gouttes

Mes astuces bien-être

Faites des bains de bouche après chaque repas : utilisez 30 ml d'eau ou de solution buccale accompagnée d'une cuillère à café de bicarbonate de soude.
Renforcez votre terrain immunitaire : consommez des probiotiques de qualité afin de reconstituer au plus vite votre flore intestinale.
Limitez la consommation de sucres « rapides » mais aussi « lents » (y compris fruits, jus, céréales...), car c'est la nourriture préférée des mycoses qui prolifèrent d'autant plus !

70. Mycose de la peau

Démangeaisons, plaques, squames, coloration... Les mycoses de la peau ou des muqueuses apparaissent généralement suite à une diminution des défenses naturelles. Les coupables sont des champignons bien connus et certaines levures. Du fait de la macération et de la transpiration, les plis de la peau (aine, aisselles, sous les seins) sont le siège privilégié des infections mycosiques.

La formule complète : à masser

Appliquez sur la peau 2 gouttes du mélange suivant associées à 3 gouttes d'HV de calophylle inophylle. Massez les endroits atteints 3 fois par jour, durant 5 à 15 jours en fonction de l'amélioration et de l'ancienneté de la mycose.

- HE de **palmarosa** : 90 gouttes
- HE d'**arbre à thé** : 60 gouttes
- HE de **géramium rosat** : 60 gouttes
- HE de **laurier noble** : 30 gouttes
- HE de **lavande aspic** : 30 gouttes

Pour les mycoses des muqueuses (vaginales)

Ajoutez au mélange précédent 50 g de crème pour muqueuse vaginale (de type Saforelle®).
Massez la partie atteinte 2 fois par jour jusqu'à disparition complète des symptômes, soit environ 3 à 5 jours.

Pour les mycoses des plis cutanés avec transpiration

Humectez une pierre d'alun avec 2 gouttes de la formule complète et passez la pierre sur les endroits atteints avec transpiration, 3 fois par jour et 5 jours sur 7. Vous ferez d'une pierre deux coups !

> ***Mes astuces bien-être***
> Enrichissez votre gel moussant nettoyant pour le corps ou pour l'hygiène intime avec 1 ml d'HE d'**arbre à thé** pour 100 ml de base moussante, afin de profiter de son action antimycosique dès le lavage. Séchez-vous avec une serviette individuelle (pour éviter la contagion), puis appliquez les soins aromatiques.

71. Mycose de l'ongle

Certains hôtes indésirables colonisent parfois nos ongles en diffusant une maladie particulièrement contagieuse : l'onychomycose. Ce sont des champignons microscopiques qui prolifèrent dans les environnements chauds et humides et se nourrissent de la kératine des ongles. Ceux-ci jaunissent, se déforment et se décollent jusqu'à leur complète destruction.

Le concentré d'efficacité

L'HE d'**arbre à thé** : 1 goutte pure sur l'ongle matin et soir, pendant 5 jours. Si, au bout de ce laps de temps, vous n'observez aucun changement, testez la formule complète.

La formule complète : à masser

Avant le massage, décapez l'ongle avec un coton imbibé de solution de Dakin® (en pharmacie) afin de bien le nettoyer avant le traitement. Puis, massez l'ongle 2 fois par jour avec 3 gouttes du mélange ci-après jusqu'à disparition des symptômes (le traitement peut parfois durer plusieurs semaines, voire plusieurs mois).

- HE d'**arbre à thé** : 60 gouttes
- HE de **girofle** : 30 gouttes
- HE de **lavande aspic** : 30 gouttes
- HE de **citron** : 30 gouttes
- HV de ricin : qsp 10 ml

Mes astuces bien-être

Chaleur et humidité étant des facteurs de risque, il est conseillé de poudrer vos chaussures au moins une fois par semaine avec une poudre antifongique et d'éviter de marcher pieds nus dans les lieux publics (piscine, gymnase...).

Pour éviter une auto-contamination ou une contamination intrafamiliale, lavez chaussettes et serviettes en machine à 60 °C, désinfectez chaque jour baignoire et douche, préférez une serviette individuelle à un tapis de douche et n'échangez pas votre serviette de bain.

72. Nausées avec spasmes

Une forte envie de vomir, des sensations alternées de chaud et de froid, le corps tremblant... vous avez la nausée ! Les remèdes aromatiques se révèlent ici aussi de précieux alliés.

Le concentré d'efficacité

L'HE de **menthe poivrée** : 2 gouttes sur un demi-sucre ou une boulette de pain, à avaler toutes les 15 minutes jusqu'à nette amélioration des symptômes. Ne pas dépasser 6 gouttes par jour pendant 2 jours. Si vous ne ressentez que peu d'amélioration avec ce concentré, passez à la formule suivante.

La formule complète : à avaler

Absorbez 2 gouttes du mélange sur un support, maximum 5 fois par jour. Vous pouvez aussi masser les veines carotides (situées de chaque côté du cou) avec 2 gouttes pures de **menthe poivrée** 2 fois par jour.

- HE de **menthe poivrée** : 30 gouttes
- HE de **citron** : 30 gouttes
- HE de **gingembre** : 30 gouttes
- HE d'**estragon** : 30 gouttes

> ***Mes astuces bien-être***
>
> Essayez l'acupression pour atténuer vos nausées : placez votre pouce sur le milieu du poignet (votre index et votre majeur maintenus de l'autre côté) et pressez fortement pendant 30 secondes.
>
> Allongez-vous quelques instants avec un gant frais sur le front.
>
> En cas de vomissements abondants, il faut vous réhydrater. Utilisez des solutions sucrées-salées (bouillons, solutions de réhydratation, sodas...) en petites quantités mais de façon répétée. Consommez des aliments faciles à digérer : soupes de légumes, riz, pain, fruits et légumes cuits...

73. Nausées de la femme enceinte

Nausées et vomissements sont des maux très courants chez la femme enceinte, surtout durant le 1er trimestre de grossesse (entre la 4e et la 8e semaine). Ils cessent à partir du 4e mois. La plupart des huiles essentielles sont contre-indiquées à cette période de la grossesse sauf une, extrêmement utile pour les futures mamans !

Le concentré d'efficacité

L'HE de **citron jaune** : 1 goutte sur un demi-sucre ou une boulette de pain à avaler toutes les 15 minutes jusqu'à l'amélioration des symptômes. Ne pas dépasser 4 gouttes par jour.

Attention, cette HE est déconseillée si vous souffrez d'hémophilie ou si vous prenez des anticoagulants sanguins.

Mes astuces bien-être

Fractionnez vos repas, mangez peu en plusieurs fois.
Privilégiez les aliments sans odeur forte, froids plutôt que chauds.
Consommez de la racine de gingembre : nature, confite (le goût est particulier et peut déplaire !) ou en poudre sous forme de gélules (demandez conseil à votre pharmacien).

74. Œil au beurre noir

Suite à un traumatisme, un hématome apparaît, pour le moins douloureux et inesthétique. Heureusement, l'aromathérapie va permettre de régler le problème en quelques heures !

Le concentré d'efficacité

L'HE d'**hélichryse italienne** : 1 goutte diluée dans de l'HV de bourrache à tamponner sur la paupière fermée et la zone touchée. À renouveler toutes les 30 minutes pendant 2 heures puis procéder à 4 applications par jour.

Précaution à prendre

Attention, ne mettez jamais d'HE pure dans l'œil ! Si l'œil est rouge et douloureux, consultez immédiatement un médecin.

Le + homéo

Prenez le plus tôt possible 1 dose d'*Arnica* 5 CH + 1 dose de *Ledum palustre* 5 CH.
Poursuivez avec les même remèdes, cette fois en granules : 5 de chaque, 3 fois par jour jusqu'à disparition de l'ecchymose.

75. Otite, otalgie

Il s'agit d'une inflammation de la muqueuse ou de la peau de l'oreille. Seul un médecin peut poser un diagnostic adapté, consultez-en un au plus vite ! En attendant, certaines huiles essentielles vous soulageront.

Le concentré d'efficacité

L'HE de **lavande aspic** (ou de **lavande officinale** pour les nourrissons, les enfants de moins de 6 ans, les femmes enceintes et les épileptiques). Utilisez 1 à 2 gouttes tamponnées derrière l'oreille toutes les 30 minutes jusqu'à diminution de la douleur, puis passez à 3 applications par jour. S'il n'y a aucune amélioration, adoptez la formule complète.

La formule complète : à masser

Massez le contour de l'oreille atteinte avec 4 gouttes du mélange suivant, 3 à 6 fois par jour.

- HE de **lavande aspic** : 30 gouttes (ou de **lavande officinale** pour les enfants de moins de 6 ans, les femmes enceintes et les épileptiques)
- HE de **romarin à verbénone** : 30 gouttes
- HE d'**eucalyptus radié** : 30 gouttes
- HE de **niaouli** : 30 gouttes
- HE de **girofle** : 10 gouttes (attention, ne pas utiliser cette HE chez les enfants de moins de 6 ans, les femmes enceintes et les épileptiques)
- HV de calophylle inophylle : qsp 10 ml

Précaution à prendre

On ne mettra **jamais d'huile essentielle dans l'oreille** en gouttes auriculaires ! En effet, si le tympan est ouvert, les conséquences peuvent être très graves !

76. Pellicules (grasses et sèches)

Le cuir chevelu se renouvelle normalement tous les 21 jours, mais il arrive que le processus soit accéléré par un micro-organisme, le pityriasis, et ne dure que 5 à 7 jours. Les cellules cutanées ne sont pas suffisamment mûres pour s'éliminer normalement, ce qui engendre les pellicules sèches (sur cuir chevelu sec) ou grasses (sur cuir chevelu gras), et parfois même des démangeaisons.

La formule complète : en massage

Pour un masque assainissant : massez le cuir chevelu avec le mélange suivant en insistant sur le cuir chevelu. Laissez poser 15 minutes avant de procéder au shampooing.

- HE d'**arbre à thé** : 90 gouttes
- HE de **citron** : 60 gouttes
- HE de **lavande aspic** : 30 gouttes
- HE de **camomille romaine** : 30 gouttes
- HV de ricin : 10 ml
- HV de macadamia : 10 ml
- Argile verte : 1 c. à s. (si cuir chevelu gras)

Shampooing « peau neuve » antipellicules

Vous pouvez utiliser ce mélange jusqu'à 3 fois par semaine, il reste doux mais efficace. Agitez bien et laissez agir quelques minutes après application avant de rincer.

- HE de **romarin à cinéole** : 20 gouttes
- HE de **citron** : 20 gouttes
- HE d'**arbre à thé** : 20 gouttes
- HE de **camomille romaine** : 10 gouttes
- Shampooing extra-doux pour adulte : qsp 100 ml

Lotion « cuir chevelu net »

Une lotion capillaire peut être appliquée quotidiennement à condition de respecter des « fenêtres thérapeutiques » de temps en temps : appliquer 5 jours sur 7 ou pendant 15 jours et faire un arrêt d'une semaine par exemple. Bien agiter avant emploi.

- HE de **lavande officinale** : 30 gouttes
- HE de **géranium rosat** : 15 gouttes
- HE d'**arbre à thé** : 30 gouttes
- HE de **camomille romaine** : 10 gouttes
- TM de bardane : 35 ml (cheveux gras)
- ou TM de calendula : 35 ml (démangeaisons)
- Vinaigre blanc : 20 ml

Mes astuces bien-être

Pour limiter les pellicules, évitez les shampooings trop décapants favorisant l'accélération du cycle épidermique, les brushings, le stress et les excès alimentaires.

77. Piqûres d'insectes, d'arachnides, de méduse

Les piqûres font parties des « joies de l'été ». Misez sur la prévention et préparez votre trousse de secours avec quelques huiles essentielles qui apaiseront et cicatriseront efficacement les piqûres bénignes. Mais soyez vigilant, car certaines piqûres peuvent provoquer des réactions plus ou moins fortes, notamment chez les personnes allergiques. N'hésitez pas à consulter un médecin.

Le concentré d'efficacité

L'HE de **lavande aspic** : 1 à 2 gouttes pures appliquées sur la peau (à remplacer par de l'HE d'**eucalyptus citronné** chez les femmes enceintes ou allaitantes, les enfants de moins de 3 ans et les épileptiques).
Si vous ressentez toujours une douleur après 3 applications à 10 minutes d'intervalle, adoptez la formule complète.

La formule complète : en massage

Une solution antidémangeaisons, cicatrisante et désinfectante à appliquer sur la peau 3 à 6 fois par jour, pendant 2 à 3 jours.

- HE de **lavande aspic** : 120 gouttes (à remplacer par la **lavande officinale** chez les femmes enceintes ou allaitantes, les enfants de moins de 6 ans et les épileptiques)
- HE de **camomille matricaire** : 60 gouttes
- HE de **menthe poivrée** : 30 gouttes (à ne pas utiliser chez les femmes enceintes ou allaitantes, les enfants de moins de 6 ans et les épileptiques)
- HV de millepertuis : qsp 50 ml

Attention, l'huile végétale de millepertuis est photosensibilisante. Pas d'exposition au soleil dans les 3 heures au moins après l'application. Utilisez sinon de l'HV de calophylle inophylle.

Le + homéo

Apis mellifica 15 CH : 5 granules le plus tôt possible, toutes les 10 minutes pendant la première demi-heure, puis toutes les heures. Les jours suivants, prenez 5 granules 3 fois par jour jusqu'à disparition des démangeaisons.

78. Plaie

Les petites plaies concernent toute la famille. Ne les négligez pas, car elles peuvent aboutir à des complications, qui peuvent pourtant être facilement évitées.

Le concentré d'efficacité

Sur une plaie non suintante

L'HE de **lavande aspic** : 1 à 2 gouttes diluées dans une goutte d'HV de millepertuis à appliquer sur la plaie ouverte (évitez l'exposition solaire dans les heures suivant l'application).

Sur une plaie ouverte et sanguinolente

Utilisez 1 goutte d'HE de **ciste ladanifère** + 1 goutte d'HE de **géranium rosat**, pures ou diluées dans 2 gouttes d'HV de millepertuis (évitez l'exposition solaire dans les heures suivant l'application).

Pour les femmes enceintes, les enfants de moins de 3 ans, les épileptiques

L'HE de **lavande officinale** : 1 à 2 gouttes pures appliquées sur la plaie ouverte.
Après 2 applications en urgence du concentré adapté à votre cas, passez à la formule complète.

La formule complète : en massage

Massez la plaie 3 à 6 fois par jour, pendant 2 à 3 jours.

- HE de **lavande aspic** : 120 gouttes (à remplacer par la **lavande officinale** chez les femmes enceintes ou allaitantes, les enfants de moins de 6 ans et les épileptiques)
- HE de **géranium rosat** : 60 gouttes
- HE de **ciste ladanifère** : 30 gouttes
- HE d'**hélichryse italienne** : 60 gouttes
- HV de millepertuis : qsp 50 ml

Attention, l'huile végétale de millepertuis est photosensibilisante, pas d'exposition au soleil dans les 3 heures au moins après l'application. Utilisez sinon de l'HV de calophylle inophylle.

Mes astuces bien-être

Désinfectez la plaie avec une solution antiseptique (à base de chlorhexidine par exemple).
Appliquez le soin aromatique.
Recouvrez la plaie d'un pansement.
Vérifiez vos rappels antitétaniques, surtout si la plaie a été provoquée par un objet rouillé.

79. Poux

Les huiles essentielles sont utilisées avec succès comme répulsifs des parasites de toutes sortes, et notamment des poux.

La formule complète : en massage

Pour les enfants de moins de 3 ans, les femmes enceintes ou allaitantes, les épileptiques ou les asthmatiques

En massage sur le cuir chevelu, laissez ensuite reposer au moins 1 heure (voire toute une nuit) en enrobant les cheveux d'une serviette, puis rincez avec un shampooing très doux.

- HE d'**arbre à thé** : 20 gouttes
- HE de **lavandin super** ou **lavande vraie** : 20 gouttes
- HV de ricin, de coco ou d'argan : 25 ml

Pour les adultes

En massage sur le cuir chevelu, laissez reposer le mélange suivant au moins 1 heure (voire toute une nuit) en enrobant les cheveux d'une serviette, puis rincez avec un shampooing très doux. Après le soin curatif et le shampooing, il est conseillé d'utiliser un sèche-cheveux bien chaud (température supérieure à 32 °C) pendant quelques secondes.

- HE de **romarin à cinéole** : 20 gouttes
- HE de **lavandin super** : 20 gouttes
- HE d'**arbre à thé** : 20 gouttes
- HE de **girofle** : 10 gouttes
- HV de ricin, de coco ou d'argan : 25 ml

Les lavandes : les meilleures huiles antipoux

Les HE de la famille de la lavande sont très efficaces pour prévenir les poux. Mais quelle huile essentielle de lavande utiliser ?

⇨ Pour les enfants de moins de 3 ans, les femmes enceintes ou allaitantes, les asthmatiques et les épileptiques : l'HE de **lavande vraie (officinale)**.

- ➪ Pour les enfants de plus de 3 ans et les adultes : le **lavandin super** OU la **lavande aspic** (à partir de 6 ans).
- Déposez 1 à 2 gouttes d'une de ces HE sur la chevelure de l'enfant avant de partir à l'école.
- Introduisez 20 gouttes d'HE de **lavande vraie** et 20 gouttes d'HE de **géranium rosat** dans 100 ml de shampooing extra-doux, à frictionner 2 à 3 fois par semaine en laissant agir au moins 3 minutes.
- Utilisez du gel coiffant tous les matins additionné de 3 gouttes d'HE de **lavande vraie**.

80. Psoriasis

Dans sa forme bénigne, le psoriasis se limite au cuir chevelu, aux genoux, aux coudes, aux extrémités et parfois même aux organes génitaux. Dans les cas graves, il peut s'étendre sur la totalité du corps.

Le concentré d'efficacité

Commencez par une petite cure aromatique, très utile pour désinfecter l'organisme. Avalez le concentré d'HE sur un support, matin et soir, lors d'une poussée (notamment l'hiver). Prolongez la cure pendant 3 semaines (à renouveler 4 fois par an).

- HE d'**origan compact** : 1 goutte
- HE de **citron** : 2 gouttes

La formule complète

On peut utiliser le mélange suivant sous la douche ou bien en massage (sans le gel moussant) sur un psoriasis sec.

- HE de **géranium rosat** : 30 gouttes
- HE de **petit grain bigarade** : 30 gouttes
- HV de calophylle inophylle : 40 ml (environ 8 c. à c.)
- Gel moussant : 150 ml

En cas de démangeaisons : ajoutez 5 gouttes d'HE de **camomille romaine** + 5 gouttes d'HE de **menthe poivrée** à la formule.

Mes astuces bien-être

Appliquez impérativement les soins aromatiques ou ceux prescrits par votre dermatologue le soir vers 21 heures, car le pic des démangeaisons cutanées se situe vers 3 heures du matin.
Lors des poussées, évitez la levure de bière, tous les produits à base de gluten (blé) et les laits de vache pasteurisés.
Prenez des probiotiques le matin (demandez conseil à votre pharmacien).

81. Règles douloureuses

Vous ressentez des douleurs dans le ventre et les reins à chaque menstruation ? Vous souffrez sans doute de dysménorrhées ou règles douloureuses. Les huiles essentielles vont pouvoir vous soulager !

La formule complète

Mélangez les huiles pures dans le creux de la main, et massez le bas du ventre et du dos 3 fois par jour, jusqu'à nette diminution des symptômes.

- HE d'**estragon** : 1 goutte
- HE de **mandarine** : 1 goutte
- HE de **sauge sclarée** : 1 goutte
- HE d'**ylang ylang** : 1 goutte
- HE de **ciste ladanifère** : 1 goutte (en cas de règles très abondantes)
- HV de calophylle inophylle : 5 gouttes

Cette formule peut être utilisée dès la puberté chez la jeune fille.

Attention, en cas d'antécédents de mastose mammaire et/ou de cancers hormonodépendants (sein, ovaires), la **sauge sclarée** sera remplacée par le **petit grain bigarade**.

Mes astuces bien-être

Allongez-vous avec une bouillotte bien chaude sur le ventre, pour calmer un peu la douleur.
Forcez-vous ensuite à faire un peu d'exercice physique pour oxygéner votre corps et activer la circulation sanguine, même si c'est la dernière chose que vous avez envie de faire !

82. Rhino-pharyngite

Toux, écoulement et/ou congestion nasale, éternuements accompagnés de douleurs musculaires, fatigue, mal de tête, frissons, perte d'appétit... voilà des symptômes vite traités par les huiles essentielles.

Le concentré d'efficacité

L'HE d'**eucalyptus radié** : 1 à 2 gouttes pures à respirer sur un mouchoir, à masser sur la face interne des poignets et/ou sur la plante des pieds, matin, midi et soir.
Cette huile est adaptée à toute la famille et aux enfants à partir de 3 ans.

La formule complète : à inhaler ou dans le bain

En inhalation, mettez 5 gouttes du mélange dans un inhalateur rempli d'eau frémissante. Respirez à pleins poumons pendant quelques minutes avec une serviette sur la tête.
Ce mélange peut être diffusé dans une chambre (15 gouttes dans un diffuseur humide ou sec).
Vous pouvez également introduire 20 gouttes de la même formule dans un bain chaud avec une base solubilisante. Plongez-vous dans le bain et détendez-vous quelques minutes, vous dormirez mieux ensuite !

- HE de **niaouli** : 30 gouttes
- HE de **ravintsara** : 30 gouttes

- HE d'**eucalyptus radié** : 30 gouttes
- HE de **thym à thujanol** ou à défaut **linalol** : 30 gouttes
- HE de **lavande officinale** : 30 gouttes

83. Rhumatismes

Ce terme regroupe toutes les maladies qui touchent l'appareil locomoteur, c'est-à-dire les os, les articulations, les muscles et les tendons.

Le concentré d'efficacité

L'HE de **gaulthérie odorante** (ou **couchée**) : 2 gouttes pures ou diluées dans un peu d'HV de calophylle inophylle ou une noisette de pommade anti-inflammatoire, en massage doux sur l'articulation douloureuse, 3 à 4 fois par jour jusqu'à nette amélioration.
Attention, cette huile essentielle est contre-indiquée en cas d'hémophilie ou de prise d'anticoagulants oraux. Elle peut être remplacée par l'HE d'**eucalyptus citronné**.
Si vous ne ressentez pas assez d'amélioration avec cette HE, adoptez la formule complète.

La formule complète : en massage

Massez un long moment l'endroit atteint avec ce remède antidouleur. Renouvelez l'application jusqu'à 3 fois par jour, puis posez une compresse chaude sur l'articulation.

- HE de **gaulthérie odorante** : 90 gouttes
- HE de **lavandin super** : 60 gouttes
- HE d'**eucalyptus citronné** : 60 gouttes
- HV de calophylle inophylle : qsp 50 ml

Attention, la formule est contre-indiquée en cas d'hémophilie ou de prise d'anticoagulants oraux (présence de **gaulthérie odorante**).

Mes astuces bien-être

Pratiquez une activité physique quotidiennement (marche, natation, gym douce), sans forcer.
Évitez les positions debout prolongées, la marche sur des terrains accidentés, le port de charges lourdes.
Aménagez votre environnement : prévoyez tous les objets usuels à portée de main, privilégiez les sièges hauts, mettez des tapis antidérapants dans la salle de bain.

84. Rhume, rhinite

Grâce à leurs compositions complexes, les huiles essentielles vont agir sur les différents symptômes du rhume : tout d'abord sur le microbe responsable grâce à leurs propriétés anti-infectieuses, sur le mal de tête et le nez qui coule grâce à leurs propriétés décongestionnantes et vasoconstrictrices, et enfin sur l'immunité en reboostant cette dernière durablement.

Le concentré d'efficacité

L'HE de **menthe poivrée** : 1 à 2 gouttes pures à respirer sur un mouchoir, et/ou à masser sur la face interne des poignets et la plante des pieds, matin, midi et soir.
Attention : pour les femmes enceintes, les enfants de 3 à 6 ans et les épileptiques, utilisez l'HE de **niaouli**.

La formule complète : à inhaler

Confectionnez un stick antirhume en imbibant les gouttes du mélange suivant sur le coton d'un stick inhaleur (en pharmacie). Ou bien déposez 2 gouttes de chaque sur un mouchoir, à inhaler dans la journée dès que votre nez coule ou se bouche.

- HE de **lavande aspic** : 15 gouttes
- HE de **menthe poivrée** : 15 gouttes

Mes astuces bien-être

Consommez beaucoup de fruits et légumes frais riches en vitamine C naturelle et en antioxydants : poivrons, choux, litchis, citrons, kiwis, cassis et tous les fruits rouges.
Nettoyez votre nez avec des solutions d'eau de mer.
Prenez de la vitamine C naturelle (à base d'acérola).
Vous trouverez en pharmacie des compléments alimentaires à base de plantes (comme l'andrographis) très complémentaires des formules aromatiques citées ci-dessus.

85. Saignements de nez

Les saignements de nez résultent de causes multiples : coup de soleil, rhume, mais aussi prise de médicaments fluidifiant le sang, choc émotionnel... Si les épisodes de saignement sont trop fréquents, une consultation auprès d'un médecin ORL s'impose.

Le concentré d'efficacité

Déposez 1 goutte pure d'HE de **ciste ladanifère** + 1 goutte pure de **géranium rosat** sur une compresse que vous introduirez délicatement dans la narine. L'action des huiles est radicale.

Mes astuces bien-être

Mouchez doucement l'ensemble des caillots présents dans les fosses nasales. Le maintien d'un seul caillot suffit en effet à entretenir le saignement autour de celui-ci.
Après le mouchage, pincez votre nez avec le pouce et l'index (5 à 10 minutes en pratique). La compression de la zone des muqueuses permet de stopper l'hémorragie.
Si vous êtes sous anticoagulants médicamenteux, je vous conseille de toujours garder sur vous le mélange « **ciste ladanifère + géranium rosat** », il vous sera très utile en cas d'urgence pour soigner une coupure ou une hémorragie cutanée ou nasale (2 gouttes de chaque).

86. Sciatique

Elle se caractérise par une douleur brutale qui part du bas du dos (sacrum), descend le long de la cuisse et la face postérieure du mollet jusqu'au gros orteil. La douleur est généralement accentuée en position assise, soulagée en position couchée, et accompagnée de fourmillements et de faiblesse musculaire dans la jambe et le pied. Il ne faut pas tarder à consulter !

Le concentré d'efficacité

L'HE de **gaulthérie odorante** (ou **couchée**) : 2 gouttes pures ou diluées dans un peu d'HV de calophylle inophylle ou une noisette de pommade anti-inflammatoire, en massage doux le long du nerf sciatique, 3 à 4 fois par jour jusqu'à nette amélioration.
Attention, cette huile essentielle est contre-indiquée en cas d'hémophilie ou de prise d'anticoagulants oraux. Elle peut être remplacée par l'HE d'**eucalyptus citronné**.
Si vous ne ressentez pas d'amélioration, adoptez la formule complète.

La formule complète : en massage

Avec ce mélange, effectuez un massage profond le long du trajet du nerf douloureux. À renouveler jusqu'à 5 fois par jour.
- HE de **gaulthérie odorante** : 90 gouttes
- HE de **genévrier** : 60 gouttes
- HE d'**eucalyptus citronné** : 60 gouttes
- HE de **menthe poivrée** : 30 gouttes
- HE de **basilic tropical** : 30 gouttes
- HV de calophylle inophylle : qsp 50 ml

Attention, cette formule est contre-indiquée en cas d'hémophilie ou de prise d'anticoagulants oraux (présence de **gaulthérie**).

Mes astuces bien-être

Afin de limiter la douleur issue de la compression du nerf sciatique :

- Contractez votre ceinture abdominale en vous levant, et pivotez d'un bloc.
- Marchez en utilisant les muscles abdominaux et en maintenant le bassin à l'horizontal.
- Faites de petits pas en marchant et évitez les mouvements amples au risque de tirer davantage sur le nerf sciatique.

87. Sinusite

Les sinus sont des cavités remplies d'air situées sur les ailes du nez et au niveau des sourcils. Lorsqu'ils sont enflammés, leur toucher est douloureux. Une sinusite aiguë dure quelques semaines. On parle de sinusite « chronique » lorsqu'elle dure plusieurs mois.

Le concentré d'efficacité

L'HE d'**eucalyptus radié** : 1 à 2 gouttes pures à respirer sur un mouchoir, ou à masser sur la face interne des poignets et sur la plante des pieds, matin, midi et soir. Cette HE est adaptée à toute la famille et aux enfants à partir de 3 ans.
Vous pouvez compléter l'action respiratoire du concentré avec la formule suivante.

La formule complète : en massage

Appliquez matin, midi et soir sur les sinus frontaux et maxillaires, ainsi que sur les poignets (respirez profondément). À renouveler durant 5 jours.

- HE de **ravintsara** : 30 gouttes
- HE d'**eucalyptus radié** : 30 gouttes
- HE de **térébenthine** : 30 gouttes
- HE d'**arbre à thé** : 15 gouttes
- HE de **menthe poivrée** : 15 gouttes
- HV de macadamia : qsp 50 ml

Mes astuces bien-être

Pour décongestionner les sinus, je vous conseille des compléments alimentaires disponibles en pharmacie à base d'andrographis ou de bromélaïne (enzyme dérivée de l'ananas) : par exemple Extranase® (3 comprimés 3 fois par jour, pendant 4 jours) ou encore Maxilase® (1 comprimé 3 fois par jour, pendant 4 jours).
Nettoyez votre nez avec des solutions d'eau de mer isotoniques avant chaque soin aromatique.
Pratiquez le do-yin, une technique asiatique de digipuncture : avec le pouce, pressez tous les points situés sous l'arcade sourcilière, en remontant depuis la racine du nez jusqu'à la pointe du sourcil. Massez avec le pouce le point d'acupuncture situé dans le creux de la main entre le pouce et l'index, dans le sens inverse des aiguilles d'une montre, pendant au moins 30 secondes.

Le + homéo

Laissez fondre sous la langue un comprimé de Coryzalia® ou de Sinuspax® (en pharmacie) toutes les heures.

88. Sommeil (troubles du)

Les causes de ces troubles sont multiples. Si les symptômes persistent au-delà de plusieurs semaines, il est important d'en parler à votre médecin pour qu'il écarte certaines causes que l'aromathérapie ne peut corriger (apnées du sommeil, prises de médicaments...).

Le concentré d'efficacité

Pour les enfants, les femmes enceintes ou allaitantes

Utilisez un mélange composé d'1/3 d'HE de **camomille romaine** + 2/3 d'HE de **lavande officinale**. Il peut être diffusé dans une chambre (10 gouttes dans un diffuseur) pendant 5 minutes. Vous pouvez aussi déposer 3 gouttes pures sur la face interne des poignets et respirer longuement ou masser le plexus solaire et/ou la plante des pieds (avant le coucher). Enfin, la formule peut être introduite dans le bain du soir à raison de 10 gouttes dans une base solubilisante.

Pour les adultes

La formule idéale se compose d'HE de **marjolaine à coquilles** + d'HE de **lavande officinale**, à parts égales.
Le concentré peut être diffusé dans une pièce à raison de 10 gouttes dans un diffuseur.
Il peut être appliqué sur la face interne des poignets (et respiré longuement), sur le plexus solaire ou la plante des pieds (3 gouttes pures) avant le coucher.
Il peut être associé à l'eau du bain à raison de 10 gouttes dans une base solubilisante.
Le mélange peut être utilisé sur de longues périodes en continu, à condition d'observer des pauses thérapeutiques : par exemple avec un arrêt d'utilisation de 2 jours par semaine (le week-end).

Mes astuces bien-être

Pratiquez une activité physique douce régulière, détendez-vous, respirez profondément.
Mangez léger le soir, et au moins 2 heures avant le coucher.
Évitez les excitants après 15 heures et l'alcool sous toutes ses formes.
Dormez dans une chambre bien aérée, calme, obscure et dont la température n'excède pas 18 °C.
Consommez des capsules aromatiques à bases d'huiles essentielles indiquées contre le stress et les troubles du sommeil (par exemple : Aromaexpress®, Aromadoses®, Oléocaps®, Olioseptil®), à raison de 2 capsules à avaler le soir au coucher.

89. Stress

Les méfaits du stress sont nombreux et plus la situation se prolonge, plus les maladies chroniques s'installent. L'anxiété et les angoisses, sources de nombreuses peurs irrationnelles, représentent les premiers méfaits démontrés du stress qui conduisent souvent à la dépression. L'expression « J'en ai plein le dos » évoque explicitement les troubles musculo-tendineux fréquents (mal au dos, aux cervicales, aux poignets, aux coudes, aux tendons) dus davantage à une pression psychologique vécue au quotidien qu'à des sollicitations mécaniques. Ces effets peuvent s'associer à des troubles cardio-vasculaires, comme les palpitations cardiaques et les oppressions thoraciques.
L'effet antistress des HE a fait l'objet de très nombreuses études scientifiques, souvent comparable à certains médicaments allopathiques (comme les anxiolytiques), mais sans les désagréments de ces derniers. Essayez l'aromathérapie et vous ne pourrez plus vous en passer !

À quel type de stress faites-vous face en ce moment ?

Si vous êtes stressé(e), vous êtes plutôt du genre à...
a) Vous dépasser (dans le domaine professionnel, personnel et/ou sportif)
b) Vous mettre en colère
c) Pleurer facilement
d) Perdre votre calme habituel

Lorsque vous ressentez un coup de fatigue...
a) Vous faites une pause
b) Vous reprenez un énième café
c) Cela vous stresse encore plus
d) Vous respirez profondément en fermant les yeux quelques secondes

Quelle est l'émotion qui vous caractérise le plus ?
a) La colère
b) La joie
c) Le détachement
d) La peur

Comment définissez-vous votre vie ?
a) Vous en êtes très satisfait
b) Vous êtes un leader dans tout ce que vous entreprenez
c) Vous faites en sorte que tout le monde s'entende et cherchez à éviter tous les conflits
d) Vous vous sentez jalousé en permanence, épié, observé, vous n'êtes jamais en paix

Si vous avez une majorité de a) : vous avez un tempérament bilieux ou colérique

Vous êtes plutôt stable, votre autorité est naturelle et vous savez comme personne gérer l'urgence. Vous êtes sans doute infatigable… dans la veine des sportifs ! Le sport ou l'activité physique est peut-être ce qui vous relaxe le plus. Néanmoins, lorsque le stress vous gagne, lorsque les choses n'avancent pas comme vous le souhaitez, gare aux dégâts collatéraux !

Votre huile essentielle : la verveine exotique

Cette huile essentielle vous apaisera en toutes circonstances, gardez-la près de vous. Fabriquez-vous un petit flacon avec 50 % de **verveine exotique** (ou à défaut de **litsée citronnée**) mélangée à 50 % d'huile végétale de noyau d'abricot.
Appliquez 2 gouttes du mélange dans les paumes de la main, OU en massage sur le plexus solaire, OU sur la face interne des poignets lors d'une montée de colère, de stress ou avant un événement important.

Votre formule aromatique complète

- HE de **verveine exotique** : 60 gouttes
- HE de **lavande aspic** : 60 gouttes
- HE de **romarin à verbénone** : 30 gouttes
- HV de noyau d'abricot : qsp 50 ml

Pour vous détendre, massez 3 gouttes de ce mélange sur les points-clés du corps : face interne des poignets, plexus solaire, plante des pieds, paume de la main, à tout moment de la journée.

Votre plan antistress

- Drainez votre foie (voir le dossier spécial « Détox »).
- Faites du sport, aérez-vous.
- Prenez soin de vos proches.
- Apprenez aussi à déléguer et à lâcher prise, vous n'avez pas besoin d'être toujours le ou la meilleur(e) en tout !

Si vous avez une majorité de b) : vous avez un tempérament sanguin, mais de type carpe diem

Vous aimez rire, vous êtes d'un tempérament enthousiaste et sociable, mais lorsque vous êtes stressé(e), vous exagérez tout et vous mettez vite en colère ! Vous agissez avec précipitation et avez tendance à manger n'importe quoi. Il va vous falloir protéger votre système cardio-vasculaire.

♦ **Votre huile essentielle : le petit grain bigarade**
Gardez-la près de vous tout le temps, c'est elle qui vous apaisera le mieux en toutes circonstances. Déposez 2 gouttes dans les paumes de la main, OU sur le plexus solaire, OU sur la face interne des poignets, dès que vous êtes tendu, en colère ou avant un événement important. Respirez profondément.

♦ **Votre formule aromatique complète**
◊ HE de **petit grain bigarade** : 15 gouttes
◊ HE de **camomille romaine** : 10 gouttes
◊ HE d'**ylang ylang** : 5 gouttes
Son action ciblée antistress va vous aider à vous recentrer. Imbibez le coton d'un stick inhaleur (en pharmacie) et respirez profondément aussi souvent que l'irritabilité ou la boule au ventre vous assaille.

À défaut de stick inhaleur, mettez le mélange dans un petit flacon. Déposez 2 gouttes sur la face interne des poignets et respirez très profondément.

Votre plan antistress

- Évitez le café, l'alcool et autres excitants.
- Adoptez un régime bon pour vos artères et votre cœur.
- Diffusez dans l'air ambiant du **petit grain bigarade** à l'aide d'un diffuseur.
- Sortez au grand air, pratiquez une activité physique douce et constante.
- Prenez un remède homéopathique de fond qui calmera votre tempérament « de feu » : *Nux vomica* 15 CH, 1 dose tous les dimanches en continu.
- Détendez-vous, riez ! Ce puissant antistress ralenti le rythme cardiaque et diminue la pression artérielle.

Si vous avez une majorité de c) : vous avez un tempérament lymphatique

Vous êtes sans doute doux et calme, plutôt facile à vivre, voire discret et un peu trop effacé. Toujours prêt à faire plaisir, vous aimez féliciter les autres pour leurs exploits et fuyez les conflits. Lorsque vous êtes stressé(e), vous devenez facilement anxieux. Vous avez tendance à grignoter pour combler un vide, et vous vous dépréciez d'autant plus !

♦ Votre huile essentielle : la mandarine verte

Gardez-la près de vous tout le temps, elle sera votre alliée à tout moment.

Versez 2 gouttes dans la paume des mains, OU sur le plexus solaire, OU sur la face interne des poignets dès que votre moral flanche ou que vous êtes sous pression.

♦ Votre formule aromatique complète

◊ HE de **mandarine verte** : 15 gouttes
◊ HE de **basilic tropical** : 10 gouttes
◊ HE d'**épinette noire** : 5 gouttes

Voilà de quoi retrouver la sérénité ! Imbibez le coton d'un stick inhaleur (en pharmacie) et respirez profondément cette formule aussi souvent que le stress vous submerge.
Si vous n'avez pas de stick inhaleur, versez le tout dans un petit flacon. Masser la face interne de vos poignets avec 2 gouttes du mélange et respirez profondément dès que vous le souhaitez.

Votre plan antistress

- Apprenez à respirer par le ventre. Imaginez que vous le gonflez comme un ballon lentement et très consciemment. Étirez-vous pendant l'inspiration (sans lever les épaules) et relâchez toutes vos tensions pendant l'expiration.
- Chouchoutez-vous pour une fois : offrez-vous des séances de massage !
- Cessez de penser toujours plus aux autres qu'à vous-même. Accordez-vous chaque jour un moment pour faire quelque chose que vous aimez et qui met en valeur vos talents.

Si vous avez une majorité de d) : vous avez un tempérament nerveux

Vous êtes probablement intuitif, vous aimez l'ordre et planifier les choses. De nature plutôt secrète, vous aimez la solitude et avez du mal à « débrancher » le mental. Si le stress vous gagne, vous êtes sujet(te) aux angoisses, voire aux TOC (troubles obsessionnels compulsifs), et avez tendance à planifier encore davantage, sans plus faire confiance à personne.

♦ Votre huile essentielle : le néroli bigarade (les fleurs de l'oranger amer)

Cette huile essentielle, chère et précieuse, vous apaisera en toutes circonstances. Mais inutile de l'utiliser pure, vu son prix très élevé. Fabriquez-vous un roll-on de 10 ml de contenance avec 10 gouttes associées à 10 ml d'huile végétale de noyau d'abricot ou de noisette.
Appliquez 2 gouttes dans les paumes de la main et/ou sur le plexus solaire ou la face interne des poignets, dès que le stress monte et que la rigidité d'esprit vous gagne.

Votre formule aromatique complète

- HE de **néroli bigarade** : 10 gouttes
- HE de **cannelle de Ceylan écorce** : 5 gouttes
- HE de **sauge sclarée** : 2 gouttes
- HV de noisette : qsp 10 ml

Versez 2 gouttes de ce mélange sur vos poignets aussi souvent que nécessaire et respirez très profondément. Dès les premières inspirations, vous ressentirez un apaisement intérieur profond, propice au lâcher-prise.

Votre plan antistress

- Détendez-vous, apprenez à relâcher la pression.
- Ayez confiance en la vie et dans les autres.
- Méditez cet adage : « Plus je fais du bien aux autres, plus je m'en fais à moi-même. »
- Pratiquez des sports d'endurance qui vous permettront de vous dépasser.

90. Tabac (arrêt du)

Ça y est, vous avez pris votre décision, vous arrêtez la cigarette ! C'est le moment idéal pour découvrir le pouvoir relaxant des huiles essentielles et leur action antistress !

Le concentré d'efficacité

L'HE de **camomille romaine** : 1 goutte pure à respirer ou à avaler sur un support pour voie orale dès que la « pression » monte, jusqu'à 6 fois par jour ! En complément, utilisez la formule complète.

La formule complète : à inhaler

Confectionnez cette synergie d'huiles essentielles antitabac et imbibez-en la mèche d'un stick inhaleur (en pharmacie), ou remplissez un flacon avec le mélange ci-dessous. À respirer profondément dès que l'envie de fumer vous gagne.

- HE de **mandarine verte** : 10 gouttes
- HE de **camomille romaine** : 8 gouttes
- HE de **cannelle de Ceylan écorce** : 8 gouttes
- HE de **girofle** : 5 gouttes

Mes astuces bien-être

Vous avez toujours souhaité une chose inaccessible et trop chère ? Faites une cagnotte avec l'argent économisé chaque jour sur l'achat de vos cigarettes... vous allez pouvoir vous offrir le voyage de vos rêves !

91. Taches brunes sur la peau

Appelées aussi « lentigos », ou taches de vieillesse ou de soleil, elles apparaissent à tout âge sur le cou, le décolleté, le visage et les mains. Elles sont principalement causées par l'exposition aux rayons UV et surviennent surtout sur les peaux claires et si le patrimoine familial les favorise. Ne les confondez pas avec les grains de beauté, les mélanomes ou les kératoses séborrhéiques dont la surveillance relève d'un dermatologue.

Le concentré d'efficacité

L'HE de **citron** jaune : 1 goutte diluée dans 1 goutte d'HV de rose musquée ou d'argan en massage doux sur les taches, le soir, pendant plusieurs semaines.

Attention, pas d'exposition au soleil dans les heures suivant l'application, sous peine de favoriser la survenue de taches brunes ! Si vos taches ne disparaissent pas au bout d'une quinzaine de jours, adoptez la formule suivante.

La formule complète : en massage

Mélangez-la à votre crème de nuit ou appliquez-la directement sur les taches pendant plusieurs semaines.

- HE de **céleri cultivé** : 2 gouttes
- HE de **carotte cultivée** : 2 gouttes
- HE de **basilic exotique** : 2 gouttes
- HV d'onagre : 5 ml

> ***Mes astuces bien-être***
>
> Avant tout, drainez votre organisme avec des plantes sous forme de tisanes drainantes et/ou d'HE. Reportez-vous au dossier « Détox ». Les dermatologues proposent certains traitements efficaces, par exemple le laser. Renseignez-vous !

92. Taches blanches sur la peau (vitiligo)

C'est une maladie de l'épiderme, sans doute génétique, qui se caractérise par des taches blanches sur la peau (dépigmentation).

La formule complète : en massage

Massez la zone dépigmentée avec la formule suivante, 2 fois par jour, 5 jours sur 7.

- HE de **bergamote** : 3 gouttes
- HE de **citron** : 3 gouttes
- HE de **girofle** : 1 goutte
- HE d'**arbre à thé** : 1 goutte

Attention, pas d'exposition au soleil dans les 3 heures suivant l'application.

93. Tendinite (tennis-elbow, golf-elbow)

Si le moindre mouvement déclenche une grande douleur au niveau d'une articulation, vous empêchant de continuer à travailler ou à faire du sport, vous souffrez sans doute de tendinite. Les huiles essentielles au pouvoir anti-inflammatoire et relaxant peuvent calmer durablement la douleur et résoudre le problème.

Le concentré d'efficacité

L'HE de **gaulthérie odorante** (ou **couchée**) : 2 gouttes pures ou diluées dans un peu d'HV de calophylle inophylle ou une noisette de pommade anti-inflammatoire, en massage doux sur le tendon douloureux, 3 à 4 fois par jour jusqu'à nette amélioration.
Attention, cette huile essentielle est contre-indiquée en cas d'hémophilie ou de prise d'anticoagulants oraux. Elle sera alors remplacée par l'HE d'**eucalyptus citronné**.
Si vous ne ressentez pas assez d'amélioration avec cette HE, adoptez la formule complète.

La formule complète : en massage

Massez un long moment l'endroit atteint avec cette application, puis appliquez une compresse chaude sur l'articulation. À renouveler jusqu'à 3 fois par jour.

- HE de **gaulthérie odorante** : 60 gouttes
- HE d'**eucalyptus citronné** : 60 gouttes
- HE d'**hélichryse italienne** : 60 gouttes
- HE de **genévrier** : 30 gouttes
- HE de **romarin camphré** : 30 gouttes
- HV de calophylle inophylle : qsp 50 ml

Attention, la formule est contre-indiquée en cas d'hémophilie ou de prise d'anticoagulants oraux (présence de **gaulthérie**).

Mes astuces bien-être

Mettez le tendon douloureux au repos suffisamment longtemps pour ne pas laisser s'installer une tendinite chronique !
Lorsque vous reprendrez une activité physique, échauffez bien vos tendons avant chaque effort.

94. Torticolis

Vous ne pouvez plus bouger la tête sans ressentir une douleur terrible au niveau du cou ? Sortez vos remèdes miracles de la pharmacie ! Grâce à leurs propriétés antalgiques, les huiles essentielles vont rapidement réchauffer et décontracter les muscles endoloris.

Le concentré d'efficacité

L'HE de **romarin camphré** : 2 gouttes pures ou diluées dans un peu d'HV de calophylle inophylle ou une noisette de pommade anti-inflammatoire, en massage doux sur la zone douloureuse, 3 à 4 fois par jour jusqu'à nette amélioration.
Attention, cette huile essentielle est contre-indiquée en cas d'hémophilie ou de prise d'anticoagulants oraux.
Si l'amélioration n'est pas assez marquée au bout d'une journée, adoptez la formule complète.

La formule complète : en massage

Massez un long moment l'endroit atteint avec cette application, puis appliquez une compresse chaude sur l'articulation. À renouveler jusqu'à 3 fois par jour.

- HE de **gaulthérie odorante** : 60 gouttes
- HE d'**eucalyptus citronné** : 60 gouttes
- HE d'**hélichryse italienne** : 60 gouttes
- HE de **romarin camphré** : 30 gouttes
- HV de calophylle inophylle : qsp 50 ml

▶ Attention, cette formule est contre-indiquée en cas d'hémophilie ou de prise d'anticoagulants oraux (présence de **gaulthérie**).

95. Toux sèche

Une toux sèche est dite non « productive », lorsqu'aucune épuration ne sort des poumons. Elle est souvent très inflammatoire et le larynx est irrité à long terme. Particulièrement efficaces sur ce terrain, les huiles essentielles vont apaiser l'inflammation des muqueuses respiratoires de façon durable.

Le concentré d'efficacité

L'HE de **cyprès toujours vert** : absorbez 1 goutte dans une cuillère à soupe (15 ml) de sirop contre la toux sèche ou sur un support pour voie orale, 3 fois par jour après chaque repas.

La formule complète : en massage

Massez le thorax, le haut du dos et la plante des pieds avec ce mélange 4 fois par jour jusqu'à l'amélioration des symptômes.

- HE de **myrte rouge** (ou **myrte à acétate de myrtényle**) : 15 gouttes
- HE de **cyprès toujours vert** : 15 gouttes
- HE de **sapin de Sibérie** : 10 gouttes
- HE de **thym à thujanol** ou à défaut **à linalol** : 5 gouttes
- HV de calophylle inophylle : qsp 10 ml

Mes astuces bien-être

Humidifiez l'air ambiant en respectant une température comprise entre 17 °C et 19 °C. Fuyez les changements brusques de températures et le brouillard.

Consommez des boissons chaudes : jus de citron et miel, infusions, lait végétaux...

▶

Mangez suffisamment d'aliments protéinés et enrichis en fruits et légumes. Évitez les aliments à base de lait de vache et de gluten pendant la crise.

96. Transpiration excessive

La transpiration est un phénomène naturel et indispensable au bon fonctionnement de notre organisme. Dans le cas d'une sudation excessive, les formules aromatiques proposées ci-dessous ne bloquent pas la transpiration mais permettent de la réguler naturellement.

Le concentré d'efficacité

L'HE de **géranium rosat** : 1 goutte déposée sur une pierre d'alun de potassium à badigeonner aux endroits où vous souhaitez limiter la transpiration et les mauvaises odeurs (aisselles, pieds, plis cutanés...).
Attention aux allergies avec cette HE, testez-la d'abord !

La formule complète antitranspirante

Pour une fragrance tonique et une action efficace, en application locale aussi souvent que nécessaire.

- HE de **sauge sclarée** : 15 gouttes
- HE de **cyprès de Provence** : 8 gouttes
- HE de **ciste ladanifère** : 8 gouttes
- HE de **géranium rosat** : 8 gouttes
- HE de **menthe poivrée** : 8 gouttes
- Gel d'aloe vera ou crème neutre : qsp 50 g

Attention, la formule est contre-indiquée chez les femmes enceintes ou allaitantes, les personnes hypertendues ou ayant des antécédents de cancer œstrogénodépendant.

97. Varicelle (et zona)

Il s'agit de maladies transmises par le même virus. La première manifestation de l'infestation du virus est la varicelle. Le virus devient « quiescent » (il s'endort) dans les cellules et peut se réactiver lors d'une baisse des défenses immunitaires, par exemple sous la forme d'un zona ophtalmique ou intercostal.

La formule complète : en massage

Pour les enfants de plus de 3 ans, les femmes enceintes ou allaitantes, les épileptiques

Appliquez 10 gouttes de la préparation suivante sur l'ensemble du corps. À renouveler 5 fois par jour jusqu'à nette amélioration (entre 5 et 10 jours).

- HE de **lavande officinale** : 60 gouttes
- HE de **ravintsara** : 30 gouttes
- HE de **niaouli** : 30 gouttes
- HE de **camomille matricaire** : 30 gouttes
- HV de calendula : qsp 50 ml

Pour les adultes

Appliquez 10 gouttes de la préparation suivante sur l'ensemble du corps. À renouveler 5 fois par jour jusqu'à l'amélioration des symptômes (de 5 à 10 jours).

- HE de **ravintsara** : 30 gouttes
- HE de **niaouli** : 30 gouttes
- HE de **camomille matricaire** : 30 gouttes
- HE de **menthe poivrée** : 30 gouttes
- HE de **girofle** : 15 gouttes
- HV de calendula : qsp 50 ml

Mes astuces bien-être

Consommez des capsules aromatiques à base d'huiles essentielles indiquées dans les infections et la baisse des défenses immunitaires (par exemple : Aromaexpress®, G.A.E. capsules®, Aromadoses®...), à raison de 2 capsules pendant 4 jours. Demandez conseil à votre pharmacien.

98. Varices

Les varices sont souvent héréditaires et plus fréquentes chez les femmes, qui ne peuvent que constater leur apparition au fil des années. Les HE vont agir tant au niveau circulatoire et de l'inflammation des veines douloureuses que sur l'aspect esthétique (veines gonflées, violacées).

Le concentré d'efficacité

L'HE de **cyprès toujours vert** : 3 gouttes diluées dans un gel frais pour jambes lourdes, à appliquer matin et soir si nécessaire.
Attention, cette HE est contre-indiquée en cas d'antécédent personnel ou familial de cancer œstrogénodépendant.
Vous pouvez aussi prendre 1 goutte matin et soir sur un support pour voie orale lors d'une période critique (pendant 5 jours).

La formule complète : en massage

Massez les jambes, toujours du bas vers le haut, avec 10 gouttes de ce mélange, matin et soir, 5 jours sur 7.

- HE d'**hélichryse italienne** : 90 gouttes
- HE de **cyprès toujours vert** : 90 gouttes
- HE de **menthe poivrée** : 30 gouttes
- HV de calophylle inophylle : qsp 50 ml

Attention, cette formule est contre-indiquée en cas d'antécédent personnel ou familial de cancer œstrogénodépendant (présence de **cyprès**).

> ***Mes astuces bien-être***
>
> Évitez la station debout ou assise prolongée (surtout les jambes croisées) ainsi que le piétinement, les bains trop chauds et les épilations à chaud.
>
> Ne portez pas de talons trop hauts ou trop plats (talon idéal = 2 à 5 cm) ni de bottes serrées qui favorisent les troubles circulatoires.
>
> Adoptez les bas de contention, même en été.

99. Vergetures

C'est une fissure qui ressemble à une cicatrice molle et qui apparaît sur la peau lorsque celle-ci est soumise à une distension exagérée.

Le concentré d'efficacité

En prévention, utilisez l'HE de **géranium** + l'HE de **mandarine**. Introduisez 1 goutte de chaque dans une noisette de crème anti-vergetures ou 3 gouttes d'HV d'argan, puis massez les endroits à risque (ventre, cuisses) tous les soirs.

La formule complète curative pour gommer les vergetures

En curatif, massez les vergetures avec cette formule en pinçant la peau. Renouvelez l'application 3 fois par jour.

- HE d'**hélichryse italienne** : 30 gouttes
- HE de **lavande aspic** : 30 gouttes
- HE de **romarin à verbénone** : 30 gouttes
- HE de **cajeput** : 30 gouttes
- HV de rose musquée du Chili : qsp 50 ml

Attention, ne pas utiliser chez les femmes enceintes ou allaitantes.

100. Vomissements

Souvent liées aux nausées, voilà des envies dont on se passerait bien ! Les HE vont agir au niveau cérébral et périphérique pour calmer, au bon moment, le réflexe de vomissement.

Le concentré d'efficacité

L'HE de **gingembre** : 2 gouttes sur un demi-sucre ou une boulette de pain à avaler toutes les 15 minutes jusqu'à l'amélioration des symptômes. Ne pas dépasser 6 gouttes par jour, au maximum pendant 2 jours. Si vous n'arrivez pas à avaler quoi que ce soit, respirez profondément cette huile essentielle aussi souvent que nécessaire. En complément, utilisez la formule complète.

La formule complète : à avaler

Versez sur un support 2 gouttes de la formule suivante, au maximum 5 fois par jour. Vous pouvez aussi masser les veines carotides (situées de chaque côté du cou) avec 2 gouttes pures de **menthe poivrée,** 2 fois par jour.

- HE de **menthe poivrée** : 30 gouttes
- HE de **citron** : 30 gouttes
- HE de **gingembre** : 30 gouttes

Mes astuces bien-être

En cas de vomissements abondants, il faut prévenir le risque de déshydratation : consommez des solutions sucrées-salées (bouillons, sodas, solutions de réhydratation...) de façon répétée.
Préférez les aliments faciles à digérer, en petites quantités : soupes de légumes, riz, pain, fruits et légumes cuits...

101. Verrues

Il s'agit d'excroissances de la peau provenant d'une infection causée par un virus de la famille des papillomavirus humains. Elles peuvent être contagieuses, c'est aussi pour cela qu'il faut les soigner !

Le concentré d'efficacité

L'HE d'**arbre à thé** + l'HE de **citron** : 1 goutte pure de chaque à appliquer sur la verrue quelle que soit sa localisation, tous les soirs pendant plusieurs semaines (enfants à partir de 3 ans). Si, au bout d'une semaine, vous ne voyez que peu d'amélioration, il est temps de passer à la formule complète.

La formule complète

Appliquez localement 1 goutte du mélange, 2 fois par jour, en protégeant la peau saine autour avec un vernis incolore.

- HE de **citron** : 200 gouttes
- HE de **girofle** : 100 gouttes
- Extrait de pépins de pamplemousse : 500 gouttes
- TM de *Thuya occidentalis* : 10 ml

Mes astuces bien-être

Portez des sandales à la piscine.
Si vous pratiquez des sports collectifs et que vous prenez des douches au stade, enrichissez votre gel moussant avec un antimicrobien à large spectre : l'HE d'**arbre à thé.** Comptez 1 % d'HE (soit 30 gouttes) pour 100 ml de gel.

Annexes

Dénominations françaises et latines des principales huiles essentielles (HE) citées dans l'ouvrage

(CT : abréviation de « chémotype » ; var. : abréviation de « variété »)

Nom français de l'HE	Nom latin de l'HE
Arbre à thé (tea tree)	*Melaleuca alternifolia*
Basilic exotique	*Ocimun basilicum* (CT à méthylchavicol)
Bergamote	*Citrus bergamia*
Camomille noble	*Chamaemelum nobile*
Camomille matricaire	*Matricaria chamomilla*
Cannelle de Ceylan	*Cinnamomum zeylanicum*
Carotte cultivée	*Daucus carota* var. *sativa*
Cèdre de l'Atlas	*Cedrus atlantica*
Cèdre de Virginie	*Juniperus virginiana*
Ciste ladanifère	*Cistus ladaniferus*
Citron jaune	*Citrus limon*
Citronnelle (verveine des Indes)	*Cymbopogon citratus*
Cyprès toujours vert (de Provence)	*Cupressus sempervirens*
Encens (Oliban)	*Boswellia carteri*
Épinette noire	*Picea mariana*

Nom français de l'HE	**Nom latin de l'HE**
Estragon	*Artemisia dracunculus*
Eucalyptus citronné	*Eucalyptus citriodora*
Eucalyptus globuleux	*Eucalyptus globulus*
Eucalyptus radié	*Eucalyptus radiata*
Gaulthérie couchée (Wintergreen)	*Gaultheria procumbens*
Gaulthérie odorante	*Gaultheria fragantissima*
Genévrier commun	*Juniperus communis*
Géranium rosat	*Pelargonium graveolens* ou *asperum*
Gingembre	*Zingiber officinale*
Girofle	*Eugenia caryophyllata*
Hélichryse italienne (immortelle italienne)	*Helichrysum italicum* ssp. *serotinum*
Inule odorante	*Inula graveolens*
Laurier noble	*Laurus nobilis*
Lavande vraie ou officinale	*Lavandula vera* ou *angustifolia*
Lavandin super	*Lavandula burnatii, hydrada super*
Lavande aspic	*Lavandula spica*
Lemon grass	*Cymbopogon flexuosus*
Mandarine rouge	*Citrus reticulata*
Marjolaine à coquilles	*Origanum majorana*
Menthe poivrée	*Mentha piperita*
Menthe verte	*Mentha spicata*
Myrte vert	*Myrtus communis* (CT à cinéole)
Myrte rouge	*Myrtus communis* (CT à acétate de myrténule)
Néroli	*Citrus aurantium* var. *amara* (fleurs)
Niaouli	*Melaleuca quinquenervia, viridifolia*
Orange douce	*Citrus sinensis*
Palmarosa	*Cymbopogon martinii*
Petit grain bigarade	*Citrus aurantium* var. *amara* (feuilles)
Pin sylvestre	*Pinus sylvestris*

Nom français de l'HE	Nom latin de l'HE
Ravintsara	*Cinnamomum camphora cineoliferum* (origine Madagascar)
Rose de Damas	*Rosa damascena*
Romarin officinal	*Romarinus officinalis*
Sapin de Sibérie	*Abies sibirica*
Sarriette des montagnes	*Satureja montana*
Sauge sclarée	*Salvia sclarea*
Tea tree (arbre à thé)	*Melaleuca alternifolia*
Thym vulgaire	*Thymus vulgaris*
Thym saturéoïde	*Thymus satureoides*
Verveine exotique	*Litsea cubeba*
Ylang-ylang	*Cananga odorata*

Dénominations des principales huiles végétales (HV) citées dans l'ouvrage

Amande douce	*Prunus amygdalus* var. *dulcis*
Argan	*Argania spinosa*
Bourrache	*Borrago officinalis*
Calophylle inophylle	*Calophyllum inophyllum*
Colza	*Brassica napus oleifera*
Germe de blé	*Triticum vulgare*
Macadamia	*Macadamia integrifolia*
Millepertuis	*Hypericum perfoliatum*
Noisette	*Corylus avellana*
Noyau d'abricot	*Prunus armeniaca*
Ricin	*Ricinus communis*
Rose musquée	*Rosa rubiginosa*

Table des matières

Glossaire : 101 maux de A à Z soulagés par l'aromathérapie

(Les maux en **gras** font l'objet d'un dossier spécial.)

Collection Bien-être en poche

Arrêter définitivement de fumer : 50 conseils pour atteindre ses objectifs, Monique Osman

Résoudre les conflits avec vos ados : 50 façons de restaurer le dialogue, Véronique Guérin

Savoir dire non à ses enfants : 50 clés pour une autorité bienveillante, Élisabeth Maheu

Direction : Jean-Louis Hocq
Direction éditoriale : Corinne Cesano
Direction de collection : Juliette Collonge
Édition : Diane Montserat
Conception graphique de la couverture : Stéphanie Brepson
Mise en pages : Nord Compo
Fabrication : Céline Premel-Cabic

ISBN : 978-2-263-07263-5
Code éditeur : S07263/05
Dépôt légal : février 2016
Imprimé en Espagne par Liberdúplex

Retrouvez-nous sur www.solar.fr
et sur Facebook, page Harmonie Solar

Solar | un département **place des éditeurs**

place
des
éditeurs